CHOISIR
SA CONTRACEPTION

Adaptation pour l'édition canadienne:
   Marie-Josée Caron, MD
Illustrations: Olivier Fertel
Infographie: Chantal Landry

DISTRIBUTEUR EXCLUSIF:

• Pour le Canada et les États-Unis:
   MESSAGERIES ADP*
   2315, rue de la Province, Longueuil, Québec J4G 1G4
   Tél.: 450 640-1237
   Télécopieur: 450 674-6237
   * filiale du Groupe Sogides inc.,
      filiale du Groupe Livre Quebecor Media inc.

Catalogage avant publication de Bibliothèque et
Archives nationales du Québec et Bibliothèque et
Archives Canada

Winckler, Martin
   Choisir sa contraception

(La santé en questions)

1. Contraception. I. Titre.

RG136.W56 2008   613.9'43   C2008-940331-2

Pour en savoir davantage sur nos publications,
visitez notre site: **www.edhomme.com**
Autres sites à visiter: www.edjour.com
www.edtypo.com • www.edvlb.com
www.edhexagone.com • www.edutilis.com

03-08

L'ouvrage original a été publié
par Fleurus, Paris, 2007

Édition canadienne:
© 2008, Les Éditions de l'Homme,
division du Groupe Sogides inc.,
filiale du Groupe Livre Quebecor Media inc.
(Montréal, Québec)

Tous droits réservés

Dépôt légal: 2008
Bibliothèque et Archives nationales du Québec

ISBN 978-2-7619-2495-5

Gouvernement du Québec – Programme de crédit
d'impôt pour l'édition de livres – Gestion SODEC –
www.sodec.gouv.qc.ca

L'Éditeur bénéficie du soutien de la Société de développement des entreprises culturelles du Québec
pour son programme d'édition.

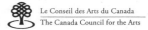
Le Conseil des Arts du Canada
The Canada Council for the Arts

Nous remercions le Conseil des Arts du Canada de
l'aide accordée à notre programme de publication.

Nous reconnaissons l'aide financière du gouvernement du Canada par l'entremise du Programme
d'aide au développement de l'industrie de l'édition
(PADIÉ) pour nos activités d'édition.

LA SANTÉ EN QUESTIONS

Une collection dirigée par
MARTIN WINCKLER

CHOISIR
SA CONTRACEPTION

Martin Winckler

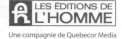
LES ÉDITIONS DE
L'HOMME
Une compagnie de Quebecor Media

Remerciements de l'auteur

À *Izzie...*

Merci à Fanny Malovry, Sabine Chéenne, Hélène Vauconsant, Bénédicte Bortoli, Brigitte Lahaie, Vincent Berville, Nicolas Ragonneau et Bruno Schnebert pour leur collaboration à ce travail. Merci à tous les internautes, femmes et hommes, qui me stimulent chaque jour en m'adressant leurs questions, leurs suggestions, leurs critiques et en partageant leurs expériences. Merci aux Éditions de l'Homme d'avoir repris cet ouvrage pour le proposer aux lectrices et lecteurs du Québec.

Pourquoi ce livre ?

Même lorsqu'elle est prescrite par un médecin, la contraception n'est pas un traitement, et la femme qui en fait la demande n'est pas malade ; elle désire seulement éviter d'être enceinte sans l'avoir désiré. Utiliser une contraception est un choix de vie – celui d'une sexualité qui ne soit pas systématiquement suspendue à l'éventualité d'une grossesse. Et, de même que toutes les vies ne sont pas identiques, tous les choix de contraception sont, inévitablement, différents. À chaque femme – à chaque couple – de trouver sa méthode contraceptive qui, à défaut d'être « idéale », sera en tout cas la plus appropriée à la personne et à son mode de vie.

Jusqu'à la moitié du xxe siècle, les possibilités contraceptives se limitaient essentiellement à l'abstinence périodique, au retrait et au préservatif – dont les échecs étaient nombreux – et aux avortements clandestins, dont les conséquences (infections graves, stérilité, décès) étaient souvent dramatiques. À partir des années 1960, grâce à une poignée de pionniers, les femmes des pays développés ont pu disposer de la **pilule combinée**, méthode contraceptive hormonale extrêmement efficace et facteur majeur de libération sexuelle et sociale.

Potentiellement libérées des grossesses non désirées, les femmes occidentales ont pu envisager, lorsque cela leur était matériellement possible, de faire des études aussi longues que celles des hommes, d'assumer les mêmes responsabilités professionnelles et de faire progresser leur niveau de vie.

Mais alors que la pilule contraceptive devenait accessible à un grand nombre de femmes des pays riches, elle restait inaccessible, pour des raisons à la fois économiques et structurelles, à celles des pays pauvres. D'autres pionniers, d'autres progrès scientifiques ont permis de mettre au point des méthodes aussi efficaces, moins contraignantes et plus économiques que la contraception hormonale en comprimés : les **dispositifs intra-utérins** (DIU, ou « stérilets »), méthode très ancienne mais au fonctionnement mal compris et dont on redoutait à tort les conséquences sur la fertilité, ont été perfectionnés. Les modèles aujourd'hui offerts sont non seulement plus efficaces qu'une contraception orale, mais aussi mieux tolérés et, pour certains, dotés de propriétés thérapeutiques – ce qui les rend bénéfiques pour un grand nombre de femmes.

Plus récemment encore, des avancées technologiques ont permis de mettre au point des méthodes pratiques et aussi efficaces que la pilule et le DIU : l'**implant** progestatif glissé sous la peau et actif pendant trois ans ; le **timbre** (*patch*) changé une fois par semaine, l'**anneau vaginal** efficace pendant un mois.

L'existence, depuis quelques années, d'une **contraception d'urgence** (dite aussi « pilule du lendemain ») efficace et sans danger, pouvant être délivrée sans ordonnance aux mineures comme aux femmes adultes, est également un immense progrès.

De sorte qu'aujourd'hui, au Québec, les pharmacies proposent presque toutes les méthodes existantes*, des plus simples (**préservatifs masculin ou féminin, diaphragme, capes cervicales, spermicides**) aux plus sophistiquées (**pilules diversement dosées, DIU au cuivre ou hormonal**), et bon nombre des méthodes efficaces sont utilisables sans

---

* L'implant progestatif n'est pas encore offert au Québec (N.D.É.).

danger par l'immense majorité des femmes. En toute bonne logique, la diversité et l'accès à ces méthodes devraient permettre à toute femme qui désire maîtriser sa fécondité de choisir à n'importe quel moment de sa vie celle qui lui convient, selon qu'elle a des rapports sexuels pour la première fois ou depuis longtemps, fréquemment ou non ; selon qu'elle vit seule ou en couple ; selon qu'elle désire espacer ses grossesses ou ne pas être enceinte du tout pendant une période déterminée.

En pratique, toutes les femmes québécoises n'ont pas accès à la contraception qui leur convient.

Et pourtant, en pratique, toutes les femmes québécoises n'ont pas accès à la contraception qui leur convient et beaucoup rencontrent, quand elles tentent de les obtenir, nombre d'obstacles culturels et matériels.

Premier obstacle : **les idées fausses sur la contraception.** Nombreuses et presque toutes liées à des peurs anciennes, elles sont parfois malheureusement entretenues par les médecins eux-mêmes. Le préservatif suffirait à prévenir non seulement les IST (infections sexuellement transmissibles), mais aussi les grossesses ; les hormones de la pilule provoqueraient des cancers ; les DIU (et le terme malheureux de «stérilet» y est certainement pour beaucoup) entraîneraient des stérilités... Or, en dehors même d'éviter des grossesses répétées, toutes les méthodes de contraception ont des *effets bénéfiques* sur la santé des femmes.

Deuxième obstacle : **le défaut d'information du public.** Pour utiliser au mieux une contraception, il faut connaître non seulement son mode d'action, ses avantages et ses inconvénients, mais aussi choisir celle qui correspond à ses besoins et à son mode de vie. Or, il n'y a pas d'information pratique et régulière sur la contraception dans les écoles, à la télévision ou dans les journaux grand public. De sorte que beaucoup de femmes connaissent mal la contraception qu'elles utilisent, et ignorent l'existence et le mode de fonctionnement des autres. Et la méthode la plus utilisée – *les* pilules, car il y en a plusieurs types... – est (faute d'explications suffisantes) cause de nombreux incidents, certes souvent sans gravité, mais eux-mêmes responsables d'une mauvaise utilisation et des grossesses non désirées qui s'ensuivent.

Troisième obstacle : **les insuffisances de la formation des médecins.** Comme bien d'autres domaines (hélas), sexualité, fertilité et contraception – qui concernent pourtant l'immense majorité de la population et qui sont des motifs fréquents de consultation – ne font pas l'objet d'une formation complète au cours des études de médecine. La première source d'information des médecins est encore... la visite médicale et les arguments de marketing des industriels. De sorte que beaucoup trop de médecins québécois (même parmi les gynécologues, dont c'est pourtant l'un des domaines de spécialité) prescrivent mal les pilules disponibles, refusent de poser des DIU sans motifs médicaux valides, et rejettent *a priori* d'autres méthodes.

Après *Contraceptions mode d'emploi* (1ʳᵉ et 2ᵉ éditions : Le Diable Vauvert, 2001 et 2003 ; 3ᵉ édition : J'ai Lu, 2007), ouvrage exhaustif régulièrement remis à jour, la contraception méritait, il me semble, **un ouvrage pratique.**

Utiliser une contraception, c'est faire un choix de vie. Certes, une prescription et un soutien médical sont souvent utiles ou nécessaires. Mais, pour être exercé librement – aussi librement que celui d'avoir des relations sexuelles ou d'avoir des enfants –, ce choix doit être assumé en connaissance de cause par les femmes et les couples qui en ont besoin. Ce livre a pour but de leur permettre un choix éclairé.

Utiliser une contraception, c'est faire un choix de vie.

QU'EST-CE QUE C'EST ?
COMMENT ÇA MARCHE ?

1 > CYCLE MENSTRUEL, OVULATION, FÉCONDATION

Pour que chacun vive sa sexualité comme il l'entend, et d'abord en affranchissant celle-ci de la perspective d'une grossesse non désirée, commençons par décrire ce qu'il faut savoir sur la conception pour comprendre aussi comment l'éviter...

La sexualité est une composante essentielle de l'identité humaine. Sans sexualité, pas de reproduction, pas de perpétuation de l'espèce. Mais – comme le rappelle Yves Ferroul, dans *Consulter un sexologue* («La Santé en questions», Fleurus, 2007), alors que, dans la quasi-totalité du règne animal, la sexualité se limite au moment «programmé» de la reproduction, la sexualité humaine répond à «deux réalités distinctes, [qui ont] des caractéristiques bien différenciées. Autant le comportement reproductif est stéréotypé, figé par les particularités de l'espèce, autant la recherche du plaisir sexuel est variée à l'infini.»

Chez l'être humain, les organes sexuels ont une double fonction : apporter du plaisir et assurer la reproduction. Or, s'il peut exister de nombreuses raisons de rechercher le plaisir à tout moment de la vie, il y en a aussi de nombreuses pour éviter de se reproduire à tout bout de champ!

Pour que les humains se reproduisent, il «suffit» qu'un **spermatozoïde** (cellule masculine de la reproduction) s'unisse à un **ovule ou ovocyte II** (cellule féminine de la reproduction) et que la cellule qui en résulte, le **zygote ou œuf**, s'implante dans la paroi intérieure de l'utérus ou **endomètre.**

COMMENT LES CELLULES DE LA REPRODUCTION SONT-ELLES FABRIQUÉES?

C'est à la puberté que les individus commencent à fabriquer des cellules destinées à la reproduction.

Les **testicules** des hommes se mettent à produire en permanence des **spermatozoïdes,** au rythme de centaines de milliers par jour. Ceux-ci sont transportés dans le **sperme,** un liquide nutritif sécrété par la prostate et de petites glandes, les vésicules séminales.

Dans les **ovaires** des femmes, les **ovocytes I** – cellules de la reproduction, présentes depuis la naissance – mûrissent individuellement dans une poche microscopique qu'on nomme un **follicule** pour donner les ovules ou ovocytes II. La maturation des follicules est accélérée par les **œstrogènes** et la **progestérone,** les hormones fabriquées par les ovaires. Alors que la produc-

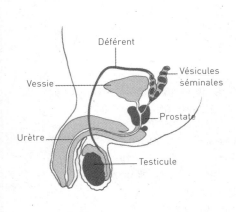

Déférent

Vésicules séminales

Vessie

Prostate

Urètre

Testicule

APPAREIL GÉNITAL MASCULIN

tion de spermatozoïdes est permanente, tous les jours de l'année, et peut se poursuivre jusqu'à un âge avancé, la production d'ovocytes est périodique (un ovule par mois), et cesse de 45 à 55 ans : c'est ce qu'on appelle la **ménopause**. La production d'un ovule se nomme l'**ovulation**. Elle a lieu (en principe) une fois par mois, au milieu du **cycle menstruel**.

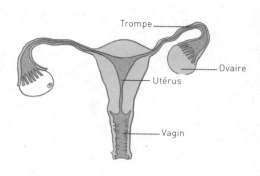

APPAREIL GÉNITAL FÉMININ

QU'EST-CE QUE LE CYCLE MENSTRUEL ?

Une fois par mois environ, pendant trois à cinq jours en moyenne (mais parfois plus ou moins), les femmes ayant atteint la puberté ont des «saignements» vaginaux plus ou moins réguliers – qu'on appelle des **règles**. Le cycle menstruel est ce qui se déroule entre deux périodes de règles. Les règles ne sont pas un simple saignement : elles correspondent à la «mue», au renouvellement de l'endomètre, la paroi intérieure de l'utérus. Toute proportion gardée, c'est comme si l'utérus tendait une couette sur sa paroi pour accueillir une éventuelle grossesse. Si aucune grossesse ne s'y implante, cette couette s'élimine à la fin d'un cycle menstruel, puis se régénère au cours du cycle suivant. Les règles ne sont donc pas du sang pur, mais un mélange de tissu cellulaire et de sang.

Le premier jour d'un cycle est le premier jour des règles, et le cycle se termine la veille du premier jour des règles suivantes.

Par convention, le premier jour d'un cycle est le premier jour des règles, et le cycle se termine la veille du premier jour des règles suivantes.

EST-CE QUE CHAQUE CYCLE S'ACCOMPAGNE D'UNE OVULATION ?

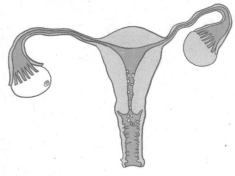

LES RÈGLES SONT LA « MUE » DE L'ENDO-MÈTRE (PAROI INTÉRIEURE DE L'UTÉRUS).

Pas toujours. Les premiers cycles (à la puberté) peuvent ne pas s'accompagner d'une ovulation, de même que les cycles qui précèdent la ménopause (l'arrêt de l'ovulation autour de 50 ans). De plus, toute femme peut avoir des **cycles anovulatoires** (sans ovulation) à n'importe quel moment de sa vie, sans que ce soit signe d'une maladie ou d'un trouble de la fécondité.

QUE SE PASSE-T-IL PENDANT LE CYCLE MENSTRUEL ?

Au cours du cycle, on distingue deux phénomènes principaux :
1. Les hormones sécrétées par l'ovaire stimulent l'**endomètre** (paroi intérieure de l'utérus) qui s'épaissit et s'enrichit de vaisseaux sanguins, ce qui le prépare à recevoir un œuf s'il y a eu fécondation.
2. L'ovulation se produit.

Ces deux phénomènes sont préparés et facilités par les deux familles d'hormones féminines que sont les **œstrogènes** et la **progestérone.** La production de ces deux catégories d'hormones augmente à partir du premier jour des règles et cesse brusquement quelques jours avant les règles : en fait, c'est *la diminution brusque de ces hormones dans le sang qui provoque les règles par élimination de l'endomètre.* Lorsqu'un embryon s'implante dans l'utérus, la sécrétion d'hormones reste stable dans le sang et l'endomètre ne se détache pas : il n'y a donc pas de règles en cas de grossesse.

QU'EST-CE QU'UN CYCLE MENSTRUEL « NORMAL » ?

Il n'y a pas de cycle « normal ». L'idée selon laquelle le cycle « doit » durer quatre semaines (28 jours) est une notion arbitraire, datant du tournant du xxᵉ siècle, et qui n'a rien à voir avec la réalité biologique. En fait, chaque femme a « son » cycle, qui peut durer de 21 jours (cycle court) à six semaines, voire plus (cycle long). Un cycle est dit « régulier » si sa durée reste à peu près constante, à quelques jours près (une femme n'est pas une machine...). Évidemment, comme il n'y a, en principe, qu'une seule ovulation par cycle, plus le cycle est long, moins il y a d'ovulations dans une année, et inversement. Mais on peut avoir un cycle long et être parfaitement fertile, et avoir un cycle court et des difficultés à être enceinte. Car le cycle n'est qu'un des éléments de la fécondité. Les femmes dont les règles sont très irrégulières et très espacées ont théoriquement une fécondité plus faible que les femmes ayant un cycle de 28 à 30 jours, mais « fécondité faible » ne signifie pas « stérilité ». Toute femme ayant des règles, qu'elles soient régulières ou non, est susceptible d'être enceinte à la suite d'un rapport sexuel.

L'OVULATION A-T-ELLE TOUJOURS LIEU AU MÊME MOMENT DU CYCLE ?

Le corps humain n'est pas une machine. L'ovulation est contrôlée par une glande du cerveau.

Non, même quand on est « réglée comme du papier à musique » (ayant un cycle tombant à date fixe ou presque), ce qui est le cas... d'une minorité de femmes ! L'idée répandue, selon laquelle on ne peut pas être enceinte si on a des rapports sexuels à distance de la date théorique de l'ovulation, est un mythe. Des études par échographie quotidienne et dosage régulier des hormones de l'ovulation ont montré que, même chez les femmes qui ont un cycle de 28 jours, l'ovulation n'a pas lieu – comme on le dit dans les livres de biologie – forcément au 14ᵉ jour, *mais peut se produire à peu près n'importe quand, du 5ᵉ au 25ᵉ jour du cycle.* Et c'est logique : le corps humain n'est pas une machine. L'ovulation est contrôlée par une glande du cerveau, l'hypophyse, qui se trouve près du centre des émotions. Même chez une femme dont le cycle est compris entre 26 et 32 jours, beaucoup de phénomènes (état de santé, stress, inquiétude, grippe, etc.) peuvent agir sur l'ovulation et l'avancer ou la retarder. Cette incertitude sur la date de l'ovulation explique que les méthodes contraceptives qui consistent à «compter les jours» ne soient pas très fiables, car l'ovulation peut se produire quelques jours plus tôt que d'habitude...

QU'EST-CE QUI PEUT PERTURBER L'OVULATION, LA DÉCALER OU LA BLOQUER ?

Pratiquement tout! Un rhume, une grippe, une maladie chronique, un accident, une intervention, un décès dans la famille, des médicaments, un conflit professionnel ou familial, l'angoisse... La raison de cette sensibilité de l'ovulation est simple : la glande du cerveau (l'hypophyse) qui déclenche l'ovulation est voisine et dépendante de la zone des émotions (l'hypothalamus). En agissant sur l'hypothalamus, *les émotions et ce qui les déclenche* («le stress»), quelle qu'en soit la cause, *peuvent perturber le déclenchement de l'ovulation* par l'hypophyse.

QUELLES SONT LES SITUATIONS NATURELLES DANS LESQUELLES L'OVULATION NE SE PRODUIT PAS ?

Cette question n'est pas sans importance, car la réponse est à la base de certaines des méthodes de contraception les plus efficaces. Il existe, en effet, deux situations naturelles qui mettent l'ovulation en sommeil :

- La **grossesse** : quand une femme est enceinte, elle n'ovule pas. Heureusement, car sinon elle pourrait être enceinte simultanément de plusieurs bébés conçus à quelques semaines d'intervalle...

Pendant la grossesse, la concentration des hormones est stable dans le sang. Le cerveau, qui perçoit la stabilité des hormones, met l'ovulation au repos. C'est ce phénomène naturel de stabilité des hormones pendant la grossesse qui est mis à profit par la contraception hormonale (pilules, implant, etc.) : *la prise quotidienne des hormones contenues dans la pilule empêche l'ovulation (donc la fécondation) en faisant croire au corps de l'utilisatrice qu'elle est déjà enceinte.*

- **L'allaitement :** la succion des mamelons par le bébé bloque l'ovulation pendant plusieurs semaines et peut, sous certaines conditions (voir p. 66), protéger la femme allaitante d'une nouvelle grossesse.

EST-IL VRAI QU'À L'ADOLESCENCE LES PREMIERS CYCLES NE PEUVENT PAS ABOUTIR À UNE GROSSESSE ?

Cette idée résulte probablement de la notion selon laquelle les premiers cycles, chez une adolescente, ne sont pas réguliers, et ne seraient donc pas toujours accompagnés d'une ovulation. Mais cette idée est fausse, dangereusement fausse. L'apparition des règles n'est pas le signe du début de la puberté, mais de sa fin ; autrement dit, elle marque le moment où le système reproductif est opérationnel. Les hormones sexuelles qui font apparaître la pilosité sur le pubis et sous les aisselles, et modifient l'aspect des hanches et des seins, préparent en

Toute jeune femme ayant déjà eu des règles peut être enceinte à la suite d'un rapport sexuel non protégé. Et parfois, avant même d'avoir eu des règles...

même temps l'utérus et les ovaires. Lorsque les premières règles apparaissent, elles signifient qu'un cycle a déjà eu lieu. Autrement dit, les premières règles ne précèdent pas la première ovulation, elles apparaissent après la première ovulation. Par conséquent, toute jeune femme ayant déjà eu des règles peut être enceinte à la suite d'un rapport sexuel non protégé. Et parfois, *avant même* d'avoir eu des règles...

COMMENT A LIEU LA FÉCONDATION ?

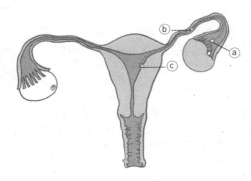

Au moment de l'**ovulation**, un **ovule** est propulsé dans l'une des trompes (a). S'il y a eu rapport hétérosexuel dans les jours précédant l'ovulation, il y rencontre des spermatozoïdes et fusionne avec l'un d'eux : c'est la **fécondation** (b). L'union des deux cellules se nomme un **zygote**. Celui-ci est transporté vers l'utérus par des cils microscopiques qui tapissent la paroi des trompes. Une fois parvenu dans l'utérus (de 6 à 7 jours après la fécondation), le zygote est devenu, par des multiplications cellulaires, un embryon de quelques dizaines de cellules, et il s'implante dans l'**endomètre** (c), la paroi intérieure de l'utérus, qui s'est progressivement épaissie au cours du cycle. Si aucun zygote ne s'implante, la concentration des hormones sexuelles féminines chute, et l'endomètre se détache et s'élimine : ce sont les **règles** (voir « Qu'est-ce que le cycle menstruel ? », p. 15). Si un zygote s'implante, les concentrations des hormones restent stables, voire s'élèvent, et l'endomètre ne s'élimine pas mais, au contraire, s'épaissit pour complètement inclure le zygote : c'est la grossesse.

Les jeux sexuels pratiqués par certains couples qui n'utilisent pas de préservatif, avec éjaculation juste à l'extérieur de l'entrée du vagin, sont susceptibles d'entraîner une grossesse.

FAUT-IL QU'IL Y AIT PÉNÉTRATION POUR QU'IL Y AIT GROSSESSE ?

Non. C'est la raison pour laquelle des grossesses sont possibles chez des femmes qui n'ont jamais été pénétrées par un sexe masculin : il suffit que le sperme ait été déposé à l'entrée du vagin pour que les spermatozoïdes, attirés par des substances chimiques spécifiques, s'engagent dans le vagin et remontent jusqu'à l'utérus, puis dans les trompes. Les jeux sexuels pratiqués par certains couples qui n'utilisent pas de préservatif, avec éjaculation juste à l'extérieur de l'entrée du vagin, sont donc susceptibles d'entraîner une grossesse.

APRÈS UN RAPPORT SEXUEL AVEC PÉNÉTRATION, COMBIEN DE TEMPS FAUT-IL AUX SPERMATOZOÏDES POUR «GRIMPER» JUSQU'À L'OVULE ?

Très peu de temps. Le sperme contient des prostaglandines, une substance qui entraîne des contractions de l'utérus pour «aspirer» les spermatozoïdes à l'intérieur. Si l'éjaculation a eu lieu dans le vagin, au contact de l'entrée de l'utérus, on considère que 20 minutes après un rapport, il y a déjà des spermatozoïdes dans les trompes. Il faut cependant plusieurs heures pour que les spermatozoïdes mûrissent et soient capables de féconder un ovule. Ce dernier ne survit que 24 heures une fois qu'il a été expulsé par l'ovaire, alors que les spermatozoïdes persistent jusqu'à 5 jours dans les trompes.

LES RAPPORTS SEXUELS PEUVENT-ILS ENTRAÎNER UNE GROSSESSE À N'IMPORTE QUEL MOMENT DU CYCLE ?

Oui, et ce, pour deux raisons :
- parce que l'ovulation peut se produire n'importe quand (voir «L'ovulation a-t-elle toujours lieu au même moment du cycle?», p. 17);
- parce que les spermatozoïdes vivent jusqu'à cinq jours...

MÊME PENDANT LES RÈGLES ?
Oui. Les saignements ne sont pas très favorables au développement des spermatozoïdes, mais une grossesse est tout à fait possible, car une ovulation peut se déclencher très tôt après les règles.

EST-IL VRAI QUE LE DÉSIR SEXUEL VARIE EN FONCTION DU MOMENT DU CYCLE ?

C'est vrai et cela se comprend : pour déclencher l'ovulation, les œstrogènes, hormones féminines produites par l'ovaire, stimulent une glande du cerveau, l'hypophyse. Mais elles stimulent aussi d'autres zones du cerveau, en particulier celles qui interviennent dans le désir sexuel. Chez beaucoup de femmes, le désir sexuel augmente avec la montée d'hormones qui précède l'ovulation. Par conséquent, plus on a envie de faire l'amour, plus c'est « risqué »...

> Chez beaucoup de femmes, le désir sexuel augmente avec la montée d'hormones qui précède l'ovulation.

À l'inverse, en fin de cycle, quand l'ovaire cesse brusquement de produire des œstrogènes, ce « sevrage » brutal s'accompagne parfois d'une irritabilité, de sautes d'humeur qui précèdent les règles de quelques jours. Et aussi, parfois, d'une augmentation du désir... que décrivent également les utilisatrices de pilule, pendant la semaine sans comprimés.

Cependant, ces phénomènes ne sont pas identiques chez toutes les femmes. Certaines « sentent » leur ovulation ou l'approche de leurs règles, d'autres non. Les variations du désir liées aux fluctuations des hormones sexuelles expliquent également que certaines femmes enceintes aient moins de désir. Pour ces mêmes raisons, une « baisse du désir » peut également survenir chez certaines utilisatrices de pilule ou d'autres contraceptions hormonales (implant, DIU hormonal...).

TOUTES LES FÉCONDATIONS SONT-ELLES SUIVIES D'UNE GROSSESSE ?

Non. Les données scientifiques actuelles laissent penser que tous les zygotes ne sont pas viables, c'est-à-dire qu'ils ne sont pas en mesure de se multiplier et de former un embryon qui se développe normalement. De plus, tous les zygotes ne s'implantent pas dans l'endomètre. De nombreuses religions datent le début d'une grossesse au moment de la conception – union de l'ovocyte et d'un spermatozoïde, mais, scientifiquement parlant, il n'y a *grossesse* qu'à partir du moment où un embryon s'est implanté dans l'endomètre et interagit avec le corps de la mère. Car, sans cette interaction, l'embryon ne peut se développer. En outre, tous les embryons qui s'implantent dans l'endomètre ne vont pas jusqu'au bout de leur développement. Si leur bagage génétique n'est pas de bonne qualité, leur évolution peut cesser brusquement et ils sont éliminés. Ainsi, on sait aujourd'hui que les fausses couches (interruptions spontanées de la grossesse) survenant au premier trimestre d'une grossesse sont une manière naturelle d'éliminer des embryons mal formés et non viables.

POURQUOI N'Y A-T-IL PAS DE RÈGLES EN CAS DE GROSSESSE ?

Au cours d'un cycle, l'ovaire sécrète une quantité croissante d'hormones pour préparer le corps féminin à l'éventualité d'une grossesse. Au bout d'une période variable d'une femme à une autre, en l'absence de grossesse, la sécrétion d'hormones cesse brutalement. L'endomètre, qui n'est plus stimulé par les hormones, se détache : ce sont les règles.

Lorsqu'un embryon s'implante dans l'endomètre, il se met à fabriquer ses propres hormones, et continue à stimuler l'endomètre, qui lui sert de « nid ». L'endomètre ne se détache pas et les règles ne se produisent pas.

Chez une femme qui a des rapports hétérosexuels sans contraception un retard de règles inhabituel est, *a priori*, synonyme de grossesse.

TOUS LES RETARDS DE RÈGLES SONT-ILS SYNONYMES DE GROSSESSE ?

Non, pour les raisons évoquées plus haut : si un facteur quelconque a retardé ou empêché l'ovulation, le cycle peut être allongé, se manifestant par un retard de règles alors qu'il n'y a pas de grossesse. C'est, en effet, la survenue d'une ovulation sans fécondation qui « donne le signal » des règles. Un retard de règles peut donc être le résultat d'un cycle pendant lequel une ovulation ne s'est pas produite – ou s'est produite tardivement (voir « Quelles sont les situations naturelles dans lesquelles l'ovulation ne se produit pas ? », p. 18).

EN CAS D'ABSENCE DE RÈGLES, COMMENT SAVOIR SI JE SUIS ENCEINTE OU NON ?

La grossesse ne s'accompagne pas seulement d'un arrêt des règles. Les hormones produites par l'ovaire, le placenta et l'embryon agissent sur le corps de la femme. Les manifestations les plus fréquentes et les plus précoces sont le gonflement ou l'hypersensibilité des seins, les nausées, une envie de dormir inhabituelle, un appétit augmenté (les « envies » de femme enceinte)...

Attention : tous ces symptômes peuvent aussi se manifester en cas de cycle sans ovulation ou être provoqués par certaines méthodes de contraception (pilule ou implant, en particulier), puisque ces méthodes reproduisent l'état hormonal de la grossesse.

Ces symptômes ne sont donc pas *toujours* synonymes de grossesse. Le seul moyen absolument fiable de déceler précocement une grossesse (après seulement quelques jours de retard de règles) est de faire un test de grossesse.

QUEL TEST DE GROSSESSE DOIS-JE FAIRE : TEST URINAIRE OU PRISE DE SANG ?

Le plus simple est le test urinaire. Il consiste à mesurer au moyen d'une sorte de petite éponge réactive la présence dans les urines d'hormones produites par l'embryon. Il peut être acheté en grande surface et donne une réponse en moins de trois minutes. Mais des erreurs sont parfois possibles.

Le test de grossesse le plus fiable est la prise de sang.

Le test le plus fiable est en fait la prise de sang ; elle mesure la quantité d'hormones fabriquées par l'embryon. Prescrite par un médecin, et réalisée en laboratoire, elle donne une réponse en moins d'une journée.

2 > LES MÉTHODES DE CONTRACEPTION DE A À Z

Les méthodes contraceptives décrites dans
ce chapitre sont toutes offertes au Québec, à
l'exception de l'implant progestatif, et donc toutes
accessibles soit librement, soit par l'intermédiaire
de la prescription d'un médecin, généraliste
ou spécialiste.

Pour éviter une grossesse, il suffit d'empêcher la rencontre entre
ovules et spermatozoïdes à la suite d'un rapport hétérosexuel. À
l'heure actuelle, les méthodes contraceptives dont nous disposons
relèvent de deux grands mécanismes présentés à la page suivante.

LES MÉTHODES EMPÊCHANT L'ACCÈS DES SPERMATOZOÏDES À L'OVOCYTE
(pas de fécondation = pas de grossesse)

Ces méthodes sont les suivantes :
- méthodes « naturelles » (abstinence périodique, méthode « Ogino » (voir p. 64) ;
- préservatifs masculins et féminins (voir p. 56) ;
- capes cervicales et diaphragmes (voir p. 60) ;
- spermicides (voir p. 62) ;
- pilules progestatives microdosées (voir p. 72) ;
- DIU au cuivre et DIU hormonal (voir p. 99-100) ;
- contraception chirurgicale de la femme (ligature de trompes ; méthode endoscopique (voir p. 139) ou de l'homme (vasectomie, voir p. 138).

Un DIU au cuivre peut également être utilisé en guise de contraception d'urgence (voir p. 101).

LES MÉTHODES METTANT L'OVULATION EN SOMMEIL
(pas d'ovulation = pas de grossesse)

Ces méthodes sont les suivantes :
- pilules « combinées » contenant des œstrogènes (voir p. 69) ;
- timbre (*patch*) contraceptif contenant des œstrogènes (voir p. 95) ;
- anneau vaginal contenant des œstrogènes (voir p. 95) ; progestatifs utilisés seuls (voir p. 79) ;
- implant progestatif (voir p. 108) ;
- progestatifs injectables (voir p. 114).

En outre, certains progestatifs peuvent être utilisés en guise de contraception d'urgence (voir p. 54).

Notons qu'à ce jour il n'existe pas encore, dans le commerce, de méthode permettant d'empêcher la production de spermatozoïdes, mais plusieurs sont à l'étude.

3 > UNE CONTRACEPTION : À QUOI BON ?

L'intérêt premier de la contraception est, bien sûr, d'éviter qu'une femme soit enceinte quand elle ne le désire pas. Il est préalablement important de répondre à un certain nombre de questions légitimes sur l'intérêt de la contraception.

QUAND JE VIS UNE RELATION DE COUPLE HARMONIEUSE, NE SUFFIT-IL PAS DE « FAIRE ATTENTION » ?

Comme on l'a vu dans les chapitres précédents, « faire attention » (pratiquer le retrait ou l'abstinence périodique, par exemple) n'est pas toujours fiable. D'une part, le moment de l'ovulation est imprévisible ; d'autre part, la fécondité des femmes (et des couples) est très variable dans le temps… et souvent impossible à prévoir. Certaines femmes devront attendre plusieurs mois avant d'être enceintes, alors que d'autres le sont après un unique rapport sexuel. Les méthodes naturelles que sont le retrait, l'abstinence périodique ou les

« Faire attention » n'est pas toujours fiable.

méthodes fondées sur le calcul des jours de fécondité sont très contraignantes et limitent beaucoup le nombre de jours du cycle pendant lesquels les rapports sexuels ne sont (en principe) pas fécondants. Tout cela nuit à la spontanéité des rapports sexuels. Pour les couples qui ne réservent pas la sexualité à la reproduction, mais voient aussi en elle une forme de communication, de partage et d'épanouissement, les méthodes de contraception les plus efficaces apportent une grande tranquillité d'esprit, permettent une spontanéité totale des relations sexuelles, sans précaution particulière et sans la frustration ou l'inconfort que peut entraîner, par exemple, le retrait. Cela dit, lorsque les méthodes naturelles sont un choix fait sciemment par le couple, elles peuvent parfaitement lui convenir.

> Les méthodes naturelles que sont le retrait, l'abstinence périodique ou les méthodes fondées sur le calcul des jours de fécondité sont très contraignantes.

SI JE VEUX AVOIR BEAUCOUP D'ENFANTS, POURQUOI UTILISER UNE CONTRACEPTION ?

Même si la grossesse est un phénomène naturel, être enceinte en permanence n'est pas dénué de risques, pour la mère comme pour l'enfant. On considère ainsi que pour le bon développement d'un enfant qui vient de naître, le délai recommandé pour que sa mère soit enceinte de nouveau est de deux ans. Ces deux années permettent à l'enfant d'atteindre une maturité suffisante (grâce à l'allaitement, s'il est pratiqué, mais aussi et surtout grâce aux soins maternels) ; elles permettent aussi au corps de la mère de se «recharger» en vue d'une grossesse ultérieure. Autrement dit, même si «je souhaite beaucoup d'enfants», leur intérêt (et le mien) est que «tout le monde aille bien». Et, pour espacer les grossesses au mieux, les méthodes médicales sont plus fiables que les méthodes naturelles ou les préservatifs. De plus, même si je désire beaucoup d'enfants, il n'en reste pas moins qu'à partir de la puberté (qui survient en moyenne de 11 à 14 ans chez les filles) la période de fécondité d'une femme dure près... de 35 ans. Aujourd'hui, nombreuses sont les femmes qui ne sont ménopausées qu'à 50 ans, voire plus tard. Il semble donc difficile de contrôler parfaitement sa fécondité pendant tout ce temps, avec des méthodes dont la fiabilité est problématique. Enfin, les grossesses survenant avant 18-20 ans, et après 45 ans, sont plus dangereuses, d'un point de vue physique, que lorsqu'elles surviennent entre l'âge de 20 à 45 ans. Plus encore qu'entre deux grossesses, la contraception protège la santé des femmes qui l'utilisent au début et à la fin de leur période de fécondité.

EN DEHORS DE LA LIMITATION DES NAISSANCES, LA CONTRACEPTION A-T-ELLE DES EFFETS BÉNÉFIQUES POUR LA SANTÉ ?

L'accès à la contraception est synonyme d'amélioration des conditions de vie et de santé pour les femmes qui y ont recours. Dans les pays en développement, la contraception permet aux femmes, en les affranchissant de la perspective d'être enceintes de manière répétée, *d'obtenir une meilleure éducation et des emplois mieux rémunérés...* et d'être moins dépendantes de leur compagnon. Ce qui est valable dans les pays en développement ne l'est pas moins dans les pays développés.

Toutes les méthodes prescrites et suivies par un médecin favorisent la prévention du cancer du col de l'utérus et le diagnostic précoce du cancer du sein.

Toutes les méthodes de contraception ont des effets spécifiques bénéfiques pour la santé des personnes qui les utilisent. Les **préservatifs masculins et féminins** *protègent contre les maladies sexuellement transmissibles*, mortelles ou invalidantes que sont l'hépatite B, le sida, les infections par *Chlamydiae*, la syphilis, la gonococcie.

Les **méthodes hormonales** (pilules, implant, DIU hormonal, progestatifs injectables, anneau et timbre (*patch*) :

L'EFFICACITÉ D'UNE MÉTHODE CONTRACEPTIVE : L'INDICE DE PEARL

On mesure l'efficacité d'une méthode de contraception en comptant le nombre de grossesses survenues chez 100 utilisatrices pendant une période d'une année : c'est «l'indice de Pearl». Un indice de Pearl de 15 % signifie que, parmi 100 femmes utilisant la méthode durant 1 an, il y a eu 15 grossesses. Plus l'indice de Pearl est faible, plus la méthode est efficace. Enfin, lorsque la méthode nécessite une manipulation de la part de l'utilisateur ou de l'utilisatrice, on distingue deux indices de Pearl : l'indice théorique (si l'utilisation est parfaite) et l'indice réel (qui tient compte des erreurs de manipulation possibles). Ainsi, pour les préservatifs masculins, l'indice de Pearl – autrement dit, la proportion de grossesses non désirées – n'est que de 3 % en cas d'utilisation parfaite, et peut atteindre 14 % en cas d'utilisation mal maîtrisée !

- épaississent les sécrétions du col (l'entrée) de l'utérus et du vagin, ce qui ralentit le passage des bactéries et *protège l'utérus et les trompes contre certaines infections*;
- *protègent contre deux cancers très graves:* le cancer de l'ovaire et le cancer de l'endomètre (paroi intérieure de l'utérus);
- ont un *effet thérapeutique* pour les femmes qui souffrent de *syndrome prémenstruel, de migraines, d'endométriose ou de syndrome des ovaires polykystiques*;
- *préviennent les anémies par manque de fer*, en diminuant la durée et l'abondance des règles chez les femmes ayant des règles longues.

Le **DIU au cuivre**, en accentuant l'élimination des cellules de la paroi intérieure de l'utérus au moment des règles, aurait lui aussi *un effet préventif sur les cancers de l'endomètre*.

Enfin, toutes les méthodes prescrites et suivies par un médecin *favorisent la prévention du cancer du col de l'utérus* (par le frottis de dépistage annuel ; après deux ou trois tests normaux, le dépistage peut alors être fait tous les trois ans) et *le diagnostic précoce du cancer du sein* (par l'examen clinique et la mammographie lorsqu'elle est justifiée).

4 > LE CATALOGUE DES IDÉES REÇUES SUR LA CONTRACEPTION

L'un des principaux obstacles au recours
à une méthode contraceptive est la persistance
d'idées reçues. En revenant sur chacune
des méthodes existantes, redessinons le paysage
réel de la contraception.

« PRATIQUER LE RETRAIT NE SERT À RIEN »

C'est faux. Certes, le retrait (ou « coït interrompu »), qui consiste pour l'homme à se retirer avant l'éjaculation, n'est pas une méthode infaillible, car même une éjaculation à l'entrée du vagin peut entraîner une grossesse et les premières gouttes qui sortent du pénis juste avant l'éjaculation contiennent déjà des spermatozoïdes, ce qu'ignorent la plupart des hommes... De plus, pratiquer le retrait suppose, de la part de l'homme, une bonne appréciation du moment de l'éjaculation (je ne dis pas « une bonne maîtrise », car l'éjaculation est un phénomène réflexe qui ne se maîtrise pas) et beaucoup de confiance de la part de sa partenaire. Mais, quand c'est la seule méthode dont on dispose, elle vaut mieux que rien. De fait, en Angleterre, après la Seconde Guerre mondiale, époque où le caoutchouc et les préservatifs étaient rares, le retrait était la méthode la plus utilisée, et ce, avec un certain succès.

«QUAND ON UTILISE DES PRÉSERVATIFS, ON N'A PAS BESOIN D'UNE AUTRE CONTRACEPTION»

> Les préservatifs sont une excellente protection contre les infections sexuellement transmissibles, mais ne sont pas une très bonne méthode de contraception.

C'est faux, malheureusement. Les préservatifs sont une excellente protection contre les IST (infections sexuellement transmissibles), mais ne sont pas une très bonne méthode de contraception. Pour trois raisons au moins:

• lors d'un rapport sexuel, la probabilité que le partenaire masculin soit fertile est de 85 %, la probabilité que le partenaire soit infecté est inférieure à... 1 %. Après un rapport hétérosexuel non protégé, une femme en période de fertilité court *toujours* plus de risque de se retrouver enceinte que contaminée;

• il faut beaucoup de microbes pour transmettre une infection (et souvent, une IST se transmet s'il existe déjà une infection préexistante), mais très peu de spermatozoïdes pour provoquer une grossesse; en cas d'échec (rupture, glissement) du préservatif, le risque de grossesse est bien plus grand que le risque d'infection;

• le préservatif est une contraception efficace si, et seulement si, on l'utilise lors de TOUS les rapports sexuels. Or, lorsqu'ils ne craignent plus de se transmettre une IST, les couples ont tendance à abandonner les préservatifs en début ou en fin de cycle, moments où ils se sentent (faussement) à l'abri d'une grossesse. Et nous avons vu (voir p. 21 notamment) qu'il n'y a pas de moment «sûr» pour avoir des rapports sexuels sans risque de grossesse.

Pour toutes ces raisons, la méthode recommandée aux femmes à risque d'IST (en raison de partenaires multiples, le plus souvent) est d'associer les préservatifs à une autre méthode (pilule, implant, DIU...). C'est l'attitude retenue aux Pays-Bas, pays où la fréquence des grossesses non désirées et des IVG (interruptions volontaires de grossesse) est la plus basse au monde. On peut expliquer cette faible fréquence par la grande diffusion de l'éducation sexuelle et de la contraception chez les adolescents.

« QUAND JE N'AI PAS DE RAPPORTS RÉGULIERS, JE N'AI PAS BESOIN DE CONTRACEPTION »

C'est faux, pour toutes les raisons évoquées au sujet des préservatifs, mais probablement aussi parce qu'un rapport sexuel isolé peut avoir lieu précisément au moment de l'ovulation : d'une part, le désir augmente au moment de l'ovulation, d'autre part, il est théoriquement possible que l'émotion associée à un rapport sexuel isolé avance la date de l'ovulation...

« QUAND J'AI RAREMENT DES RAPPORTS SEXUELS, JE PEUX ME CONTENTER D'UTILISER LA PILULE DU LENDEMAIN »

La pilule du lendemain, ou contraception d'urgence (voir p. 54), est très efficace pour prévenir une grossesse à la suite d'un rapport sexuel, à condition :
- d'être prise au plus tôt le lendemain et au plus tard dans les cinq jours qui suivent ;
- d'être utilisée après un rapport sexuel non protégé unique (ou multiples, mais survenus le même jour).

Or, par définition, la sexualité est une activité qui ne se programme pas. Il est donc rarement possible de *prévoir* qu'on aura un unique rapport sexuel. De ce fait, si la contraception d'urgence est un acquis immense pour les femmes, elle ne peut en aucun cas constituer une contraception régulière. De plus, la prise répétée de cette pilule, plusieurs fois par mois, peut provoquer des troubles du cycle (absence de règles ou, au contraire, saignements importants) extrêmement inconfortables – et qui empêchent alors les utilisatrices de savoir «où elles en sont»...

«LA PILULE REND STÉRILE»

Le mode d'action de la pilule (et des autres méthodes hormonales, c'est-à-dire l'implant, le timbre (*patch*), l'anneau et les injectables) est le plus naturel qui soit : il consiste à utiliser des hormones pour faire croire au corps de la femme qu'elle est déjà enceinte (voir p. 68). Donc, à moins qu'être enceinte rende stérile... Cette idée reçue vient du fait que certaines femmes, lorsqu'elles arrêtent leur contraception, ne sont pas enceintes immédiatement, comme elles le voudraient. Or, le retard à la conception n'a rien à voir avec la prise de la pilule. Par ailleurs, les hormones contraceptives ont un effet protecteur sur l'utérus en empêchant les bactéries d'y entrer. Des études ont montré que les infections graves de l'utérus et des trompes sont plutôt moins fréquentes chez les utilisatrices de pilule que chez les non-utilisatrices. Enfin, l'endométriose (présence de tissu de l'utérus à l'intérieur des trompes) et le syndrome des ovaires polykystiques sont deux affections fréquentes qui peuvent diminuer la fécondité. L'évolution de ces maladies est ralentie par la pilule. Donc, non seulement la pilule ne rend pas stérile, mais elle préserve la fertilité.

Non seulement la pilule ne rend pas stérile, mais elle préserve la fertilité.

« LA PILULE DONNE LE CANCER »

Toutes les pilules contraceptives contiennent un progestatif ; les pilules dites « combinées » contiennent en plus un œstrogène (toujours le même : l'éthinylestradiol). *Les progestatifs n'ont pas d'effet toxique ou dangereux, même à forte dose, ce qui n'est pas le cas des œstrogènes qui peuvent, en revanche, s'avérer nocifs :*

- sur la circulation (ils favorisent la formation de caillots dans les veines de femmes prédisposées, voir p. 79) ;
- sur certaines tumeurs cancéreuses préexistantes, dont ils peuvent accélérer le développement (mais ils ne les font pas apparaître).

Par ailleurs, les cancers du sein sont surtout fréquents à partir de 45 ans. Les études menées par les médecins anglo-saxons ont montré que les femmes ayant pris une pilule contenant des œstrogènes jusqu'à l'âge de 35 ans ne présentaient pas plus de cancer du sein à l'âge de 45 ans que les femmes ne l'ayant jamais prise. On peut donc considérer que, jusqu'à 35 ans, la prise d'une pilule contenant des œstrogènes n'augmente pas le risque de survenue d'un cancer du sein. Toutes les autres contraceptions (qui ne contiennent pas d'œstrogène, mais seulement un progestatif) n'ont pas non plus d'effet nocif sur le sein. Chez les femmes ayant été soignées pour un cancer du sein et ayant besoin d'une contraception, il est d'ailleurs habituel de prescrire une pilule progestative (sans œstrogène). Par ailleurs, pilules et autres méthodes hormonales agissent en mettant l'ovulation en sommeil, comme le fait la grossesse. Or, on sait depuis longtemps que les femmes qui ont eu plusieurs enfants (multipares) ont moins de cancers de l'ovaire et de l'endomètre (paroi intérieure de l'utérus) que les femmes qui n'en ont pas eu (nullipares). Cet effet protecteur est dû à un blocage de l'ovulation. En effet, les décharges hormonales qui déclenchent l'ovulation entraînent une multiplication rapide des cellules de l'ovaire et de l'endomètre, et favorisent

> La pilule ne provoque pas le cancer, et elle en prévient deux, parmi les plus graves, qui menacent les femmes.

l'apparition de cellules susceptibles de se cancériser. En bloquant l'ovulation, la grossesse prévient ces phénomènes. Les contraceptions hormonales ont ce même effet protecteur. Donc, non seulement la pilule ne provoque pas le cancer, mais elle en prévient deux, parmi les plus graves, qui menacent les femmes.

«QUAND JE PRENDS LA PILULE, JE DOIS L'ARRÊTER DE TEMPS EN TEMPS»

Si vous ne voulez pas être enceinte, il ne faut **surtout pas** l'arrêter! La contraception par pilule n'est efficace... que si l'on s'en sert. Certaines pilules (qui contiennent 21 comprimés par plaquette) sont conçues pour être prises trois semaines, suivies d'une semaine sans pilule. D'autres (qui contiennent 28 comprimés par plaquette) sont faites pour être prises tous les jours, sans interruption. Les unes comme les autres n'endorment l'ovulation (et ne préviennent une grossesse) que si, et seulement si, on respecte les indications de prise.

Aucun impératif médical n'oblige à arrêter la pilule contraceptive de temps à autre.

Il est même possible (et recommandé, en cas d'oublis fréquents) de faire une pause de 4 jours seulement, voire aucune pause entre deux plaquettes de 21 comprimés (voir p. 75) pour augmenter leur efficacité contraceptive! Aucun impératif médical n'oblige à arrêter la pilule contraceptive de temps à autre. Ainsi, les utilisatrices d'implant (qui contient une hormone de même type que certaines pilules) le gardent sans interruption pendant trois ans, voire plus si elles s'en font poser un second, et cela sans inconvénient. Vous n'êtes amenée à interrompre une contraception orale pour des motifs médicaux qu'en cas de survenue d'un effet secondaire gênant (maux de tête, gonflement des seins, prise de poids, par exemple) ou d'un incident grave (phlébite ou embolie pulmonaire, notamment). Mais, en dehors de ces circonstances, il n'y a aucun danger à la prendre pendant de nombreux mois ni aucune justification à l'arrêter «pour voir si tout va bien», car tout ira tellement bien que vous risquez de vous retrouver enceinte!

« JE FUME, DONC JE N'AI PAS LE DROIT DE PRENDRE LA PILULE »

C'est faux. Seules les pilules qui contiennent des œstrogènes sont déconseillées aux femmes qui fument, *et seulement lorsqu'elles ont 35 ans ou plus* (voir p. 88). Refuser la pilule à une adolescente qui fume est, en revanche un comportement inacceptable : ce qui la menace avant tout, c'est une grossesse, et non un infarctus du myocarde, complication qui, chez les femmes, ne se produit qu'après 50 ans!

« LA PILULE FAIT PRENDRE DU POIDS »

C'est à la fois vrai et faux. La pilule ne fait pas, en elle-même, prendre de poids, MAIS certaines femmes prennent du poids avec la pilule (ou avec une contraception hormonale), tandis que d'autres non. Les substances contenues dans la pilule et dans toutes les méthodes contraceptives hormonales reproduisent l'état de la grossesse (voir p. 68-69) (c'est par ce mécanisme qu'elles endorment l'ovulation). En agissant sur le cerveau pour mettre l'ovulation au repos, elles peuvent aussi déclencher des phénomènes observés pendant la grossesse : nausées ou gonflement des seins, mais aussi augmentation de l'appétit et prise de poids.

Est-ce que, pour autant, la pilule fait prendre du poids à toutes les femmes ? Évidemment, non. On distingue trois principaux cas de figure :

1. Les adolescentes. Certaines sont susceptibles de prendre du poids de 15 à 20 ans, avec ou sans pilule.

2. Les femmes de plus de 25 ans qui ont déjà eu au moins un enfant. Le risque de prendre du poids avec la pilule est souvent lié à la prise de poids pendant la première grossesse. Plus celle-ci a été importante, plus elle risque de se reproduire avec la pilule.

3. Les femmes de plus de 25 ans qui n'ont jamais été enceintes : la prise de poids avec la pilule est impossible à prévoir, sauf s'il existe déjà une tendance à l'embonpoint, personnelle ou familiale.

Le plus souvent, la prise de poids liée à la pilule est rapide (quelques semaines ou quelques mois). Si, au bout de six mois, le poids est resté stable, il n'y a plus de risque.

COMMENT ÉVITER LA PRISE DE POIDS LIÉE À LA PILULE ?

D'abord en évitant de faire des cures de chocolat, si on constate une modification de l'appétit. La pilule n'apporte pas de calories, mais elle peut modifier l'assimilation des calories par l'utilisatrice et favoriser le « stockage ».

Y A-T-IL DES PILULES QUI FONT PRENDRE MOINS DE POIDS QUE D'AUTRES ?

À proprement parler, non : cela dépend plus de l'utilisatrice que des pilules. Pour une utilisatrice donnée, certaines pilules ont des effets secondaires (dont la prise de poids), d'autres non. Il faut donc parfois essayer plusieurs pilules. Et contrairement à ce que prétendent certains fabricants : *aucune pilule n'a pour effet de faire perdre du poids !* (Voir p. 122.)

Aucune pilule n'a pour effet de faire perdre du poids !

« LA PILULE DONNE DE L'ACNÉ »

Certains progestatifs peuvent aggraver une acné préexistante. Les pilules combinées peuvent également faire apparaître des taches sur la peau (chloasma) similaires au « masque de grossesse ». Mais, comme la prise de poids, ces effets dépendent moins des pilules en elles-mêmes que de la sensibilité de chaque utilisatrice aux hormones.

« LA PILULE EST LA MÉTHODE CONTRACEPTIVE LA PLUS EFFICACE »

C'est faux. Les échecs de contraception sont plus fréquents avec la pilule qu'avec les DIU et l'implant progestatif, car les échecs de pilule sont essentiellement dus aux erreurs de prise (voir p. 73).

« LE STÉRILET EST RÉSERVÉ AUX FEMMES QUI ONT DÉJÀ EU DES ENFANTS ET QUI N'EN VEULENT PLUS »

C'est faux. Un DIU (dispositif intra-utérin, ou « stérilet ») peut parfaitement être posé à tout âge, que vous ayez ou non eu des enfants. Il peut être la première contraception d'une adolescente ou d'une jeune adulte, une contraception utilisée entre deux grossesses ou celle que l'on choisit lorsqu'on ne désire plus d'enfants.

Le stérilet peut être la première contraception d'une adolescente ou d'une jeune adulte.

« LE STÉRILET PROVOQUE DES INFECTIONS QUI PEUVENT RENDRE STÉRILE »

C'est faux. Une étude menée de 1975 à 1990 auprès de 23 000 femmes a montré que les infections étaient très peu fréquentes parmi les utilisatrices d'un DIU : 1,6 pour 1000. D'autres études ont montré qu'il n'y avait pas plus de stérilité après infection des trompes chez les utilisatrices de DIU que chez les non-utilisatrices. La présence d'un DIU ne favorise pas les infections, car les microbes normalement présents dans l'utérus sont identiques à ceux qui sont normalement présents dans le vagin.

Mais il existe des facteurs favorisant des infections de l'utérus et des trompes au moment de la pose d'un DIU :

1. Une erreur d'asepsie commise par le médecin lors de l'insertion du DIU, avec l'entrée d'un microbe dans l'utérus ;

2. L'existence d'une IST au moment de la pose (l'insertion du DIU fait alors passer des microbes dans l'utérus).

En dehors de situations assez rares (utérus malformé, par exemple), toute femme peut choisir le DIU comme contraception, sous réserve d'avoir fait vérifier par son médecin qu'elle ne présente pas d'IST au moment de la pose.

« LE STÉRILET PROVOQUE DES GROSSESSES EXTRA-UTÉRINES (GEU) »

Une grossesse extra-utérine (GEU) est une grossesse qui se développe hors de l'utérus (dans une trompe, en général). C'est une grossesse à risque, car, manquant de place pour se développer, elle peut provoquer une hémorragie très grave. On a longtemps affirmé que la présence d'un DIU favorisait les GEU, mais il n'en est rien, pour une simple raison : le risque d'être enceinte est bien plus faible chez les utilisatrices de DIU que chez les non-utilisatrices. Ce n'est pas le mode de contraception qui favorise les GEU, mais des facteurs bien connus : les infections des trompes (« salpingites »), les malformations et le tabac.

« LE STÉRILET, CE N'EST PAS EFFICACE : MA MÈRE EST TOMBÉE ENCEINTE ALORS QU'ELLE EN AVAIT UN... »

Les échecs de pilule sont bien plus nombreux que les échecs de DIU.

Les échecs de DIU existent, c'est certain... Mais ils sont bien moins nombreux que les échecs de contraception par pilule (voir p. 74). Statistiquement, sur 1000 femmes utilisant une pilule, on dénombre jusqu'à 80 grossesses par année d'utilisation. Sur 1000 femmes utilisant un DIU, on en compte... de 5 à 10.

« L'IMPLANT EST RÉSERVÉ AUX FEMMES SANS RESSOURCES, AUX HANDICAPÉES ET AUX MALADES PSYCHIATRIQUES »

Un implant contraceptif (commercialisé sous le nom d'Implanon) est offert en France et aux États-Unis, entre autres. Il est constitué de six bâtonnets de silastic (caoutchouc de silicone), chacun mesurant 3,4 cm de long et 2,4 mm de diamètre. Chaque bâtonnet est rempli d'une hor-mone appelée « lévonorgestrel », une progestérone de synthèse. Le lévo-norgestrel est libéré dans le sang dès que les bâtonnets sont insérés sous la peau du bras. Ce type de contraception est utilisé depuis fort long-temps dans les pays en développement, et depuis une dizaine d'années en Europe. Rappelons que cette méthode contraceptive n'est toutefois pas offerte au Canada. L'implant s'insère sous la peau et procure une tranquillité quasi absolue pendant cinq ans (on a observé extrêmement peu de grossesses avec ce type d'implant, ce qui en fait une méthode aussi fiable qu'un DIU). Il a, certes, des inconvénients et peut ne pas convenir à certaines femmes (voir p. 112), mais peut être utilisé par toutes celles qui le demandent, car le progestatif qu'il contient ne présente aucun danger. Aujourd'hui, c'est effectivement la méthode de choix pour les femmes souffrant d'un handicap profond (moteur ou cérébral). D'une part, parce qu'il ne favorise pas les phlébites (contrairement aux pilules classiques) ; ensuite parce qu'il est facile à poser (le geste est aussi simple que pour une prise de sang) ; enfin, parce qu'il ne demande aucune précaution de la part de l'utilisatrice. Mais ce n'est pas pour autant qu'il est réservé à ces patientes.

> L'implant peut être utilisé par toutes celles qui le demandent.

« APRÈS AVOIR UTILISÉ UNE MÉTHODE DE CONTRACEPTION, IL FAUT ATTENDRE LONGTEMPS POUR ÊTRE ENCEINTE ! »

En dehors de la stérilisation féminine (ligature des trompes ; méthode endoscopique, voir p. 139) ou masculine (vasectomie, voir p. 138), les méthodes de contraception ne font que masquer la fertilité, elles ne la diminuent pas. Après l'utilisation d'une méthode hormonale (pilule, implant, DIU hormonal), il arrive que les utilisatrices ne retrouvent un cycle régulier (s'il l'était avant la prise de contraceptifs) qu'au bout de deux mois, comme après un accouchement. Mais pour 95 % des couples, une grossesse survient dans les douze mois qui suivent l'arrêt d'une contraception. Scientifiquement, il n'est légitime d'explorer la fécondité d'un couple que si aucune grossesse n'a débuté après *deux années* de rapports sexuels non protégés...

« J'AIMERAIS BIEN ME FAIRE LIGATURER LES TROMPES/ ME FAIRE FAIRE UNE VASECTOMIE, MAIS ON (MON GYNÉCOLOGUE) ME DIT QUE JE SUIS TROP JEUNE »

La loi stipule que toute personne majeure peut, si elle le désire, bénéficier d'une contraception chirurgicale par ligature de trompes ou vasectomie.

Eh bien, « on » a tort. Toute personne majeure peut, si elle le désire, bénéficier d'une contraception chirurgicale par ligature de trompes (pour les femmes) ou vasectomie (pour les hommes). Certes, on demande aux postulants de renouveler leur demande après un délai de réflexion, car il s'agit d'une décision grave, mais c'est la seule condition. En pratique, la difficulté consiste à trouver un médecin prêt à pratiquer l'intervention. Avant de se décider pour une méthode chirurgicale définitive, sachez que toutes les interventions ne sont pas équivalentes (voir p. 138-139).

5 ▶ LES RECOMMANDATIONS SCIENTIFIQUES EN MATIÈRE DE CONTRACEPTION

La population croît sur toute la planète, ce qui fait du contrôle des naissances un problème mondial, en particulier dans les pays en développement. Les recommandations scientifiques en matière de contraception font depuis longtemps l'objet de consensus internationaux qui ont malheureusement tardé à parvenir dans certains pays.

Selon les enquêtes menées auprès des femmes ayant eu des problèmes relatifs à la contraception, les principales causes évoquées sont :

- une mauvaise utilisation de la méthode, du fait de difficultés de gestion quotidienne ou de connaissances insuffisantes ;
- la non-conscience du risque de grossesse ;
- la prise d'un risque en s'en remettant à la chance ;

- la non-prévision du rapport sexuel;
- l'absence de méthode de contraception disponible;
- un arrêt ou un refus de contraception à la suite d'une première expérience difficile;
- l'absence d'information sur les lieux où se procurer la méthode.

Aujourd'hui, il existe un consensus international sur l'utilisation des méthodes de contraception. Ce consensus est en grande partie reflété par les recommandations du site « Ma sexualité Canada » (www.masexualite.ca), dirigé par le Collège des obstétriciens et gynécologues du Canada. Voici la synthèse de ces recommandations.

Pour que l'efficacité des méthodes contraceptives soit aussi grande en pratique qu'en théorie, *il faut que la femme (ou le couple) soit associée au choix de la méthode.* Cela améliore la satisfaction de l'utilisatrice et l'efficacité de la méthode. *Le professionnel de la santé doit adapter sa prescription à chaque consultante et l'aider à choisir la forme de contraception la plus adaptée à sa situation personnelle.*

L'adolescente doit être reçue sans ses parents et doit être assurée que cet entretien reste confidentiel.

Une première consultation de contraception (pour une adolescente, en particulier) devrait être entièrement consacrée à une information la plus complète possible sur la contraception. L'adolescente doit être reçue sans ses parents et être assurée que cet entretien reste confidentiel.

À l'issue de la première consultation, en l'absence de problème médical familial ou personnel soulevé au cours de l'entretien (hypertension, diabète, maladie familiale des lipides, migraines, accidents thrombo-emboliques), *les examens gynécologiques et sanguins et la cytologie peuvent être programmés pour une consultation ultérieure,* notamment chez les adolescentes.

La **pilule combinée** (contenant des œstrogènes) est seulement *l'une* des méthodes à proposer comme première contraception lorsque les femmes ne présentent pas de facteur de risque particulier (antécédents de phlébite ou de problème vasculaire chez l'utilisatrice ou ses parents proches, c'est-à-dire père, mère, frères et sœurs).

La **contraception par progestatif seul** doit être considérée comme aussi efficace que la pilule combinée, et *peut être proposée comme première contraception.*

Les **dispositifs intra-utérins** (DIU ou «stérilet») **ne sont pas réservés aux femmes ayant eu un ou plusieurs enfants.** Ils peuvent être la première méthode contraceptive utilisée; ils sont très efficaces et ne font courir aucun risque cancéreux ou cardiovasculaire, aucun risque de stérilité, aucun risque de grossesse extra-utérine.

Les **méthodes de stérilisation** (masculine ou féminine) peuvent être une réponse contraceptive adaptée aux couples qui en font la demande.

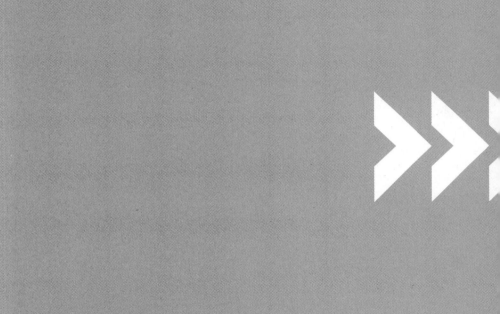

DE QUELLES MÉTHODES CONTRACEPTIVES DISPOSONS-NOUS AU QUÉBEC ?

1 ▸ LES MÉTHODES SANS MÉDECIN

Contraception hormonale d'urgence, retrait,
préservatifs masculins et féminins, diaphragme et
cape cervicale, spermicide, méthodes dites
«naturelles», allaitement : la particularité
de ces méthodes est qu'elles ne nécessitent
aucune intervention médicale.

Ces méthodes reposent sur les pratiques sexuelles (retrait), sur la connaissance du cycle menstruel (méthodes naturelles) ou sur des accessoires vendus sans ordonnance (préservatifs, diaphragme, cape cervicale, spermicide). Pour les utiliser à bon escient, il faut toutefois en connaître parfaitement les principes et les limites. Voici donc tout ce que votre médecin aurait dû vous dire si vous l'aviez interrogé à ce sujet.

LA CONTRACEPTION ORALE D'URGENCE («PILULE DU LENDEMAIN»)

En quoi consiste cette méthode? Comment agit-elle?

Elle consiste à prendre, après un rapport non protégé, une dose unique de progestatifs (ou une association œstrogène + progestatifs) en comprimés. Ce médicament bloque temporairement ou retarde l'ovulation au-delà du délai nécessaire pour que les spermatozoïdes masculins pénètrent dans l'ovule et provoquent une grossesse. Il existe deux méthodes offertes au Québec. Premièrement, Ovral (progestatif et œstrogène), qui consiste à la prise de 2 doses de 2 comprimés à 12 heures d'intervalle. Deuxièmement, Plan B (progestatif), qui consiste à la prise de 2 doses de 1 comprimé à 12 heures d'intervalle. Mais on peut aussi prendre les deux comprimés en une seule fois. L'efficacité est la même.

Comment utilise-t-on la contraception d'urgence?

Il faut prendre la contraception d'urgence le plus tôt possible.

Il faut prendre la contraception d'urgence le plus tôt possible, l'idéal étant 72 heures (3 jours) après le rapport sexuel. Son efficacité diminue avec le temps, mais il est possible de la prendre jusqu'à 120 heures (5 jours) après un rapport sexuel non protégé.

Quelle est son efficacité? Qu'est-ce qui peut compromettre cette efficacité?

On dénombre 1 % d'échecs en utilisation dès les premières heures, contre 50 % à 5 jours.

Quels sont ses avantages?

Cette pilule est très efficace après un rapport non protégé *isolé*. Elle est remboursée par l'assurance médicaments quand elle est prescrite par un médecin, une infirmière ou un pharmacien.

Quels sont ses inconvénients?

La contraception d'urgence médicamenteuse n'est efficace qu'en cas de rapport sexuel non protégé isolé. Il n'est pas dangereux de l'utiliser plusieurs fois à quelques jours ou semaines d'intervalle, mais son efficacité n'est alors plus garantie. Elle peut retarder les règles ou, au contraire, provoquer des saignements et des nausées.

Qui peut l'utiliser? À qui la méthode est-elle conseillée?

Le Plan B peut être utilisé sans danger par les femmes de tous âges. Il est utile de se faire prescrire du Plan B *à l'avance* par son médecin si l'on utilise une méthode pour laquelle les «accidents» d'utilisation sont possibles (échec de préservatif, oubli de pilule, etc.).

Qui ne peut pas l'utiliser?

L'Ovral (qui contient des œstrogènes) peut provoquer des accidents vasculaires (phlébite) chez les femmes prédisposées. Il est plus prudent de ne plus l'utiliser du tout.

Comment se la procurer?

Pour les femmes majeures, le Plan B est en vente libre en pharmacie (sans ordonnance); il est remis *gratuitement* aux mineures par les centres locaux de services communautaires (CLSC).

N. B.: Il existe une méthode non médicamenteuse de contraception d'urgence: l'insertion d'un DIU au cuivre dans les 5 jours qui suivent un rapport sexuel non protégé, ou jusqu'au 19e jour du cycle.

LE RETRAIT («COÏT INTERROMPU»)

En quoi consiste cette méthode? Comment agit-elle?

L'homme se retire du vagin de sa partenaire avant d'avoir éjaculé. Si l'éjaculation n'a pas lieu dans le vagin (ni juste à l'entrée du vagin), il ne peut pas y avoir de grossesse, car les spermatozoïdes ne peuvent entrer dans l'utérus.

Comment l'utilise-t-on?

Pour être efficace, le retrait nécessite de la part de la femme une grande confiance en son partenaire et, de la part de l'homme, une excellente connaissance de son éjaculation.

Quelle est son efficacité? Qu'est-ce qui peut compromettre cette efficacité?

On compte de 4 à 20 % d'échecs… Plus le partenaire masculin est jeune, moins le retrait est efficace, car l'éjaculation peut être très précoce et lui « échapper ».

Quels sont ses avantages?

Cette méthode est gratuite et toujours utilisable quand on n'en a aucune autre à sa disposition. (Le retrait vaut mieux que rien du tout.)

Quels sont ses inconvénients?

L'éjaculation est un phénomène réflexe, parfois incontrôlable. De plus, les premières gouttes de sperme, qui peuvent contenir beaucoup de spermatozoïdes, sont parfois émises sans que l'homme les sente.

Qui peut l'utiliser? À qui la méthode est-elle conseillée?

Tout couple qui n'a pas d'autre méthode à sa disposition peut choisir le retrait pour éviter une grossesse. Les couples qui désirent espacer les grossesses et ne désirent pas utiliser de contraception hormonale peuvent préférer le retrait aux préservatifs.

LES PRÉSERVATIFS MASCULINS ET FÉMININS

En quoi consiste cette méthode? Comment agit-elle?

Les préservatifs (masculins et féminins) empêchent le passage des spermatozoïdes dans le vagin, et donc la fécondation.

Comment les utilise-t-on?

Les préservatifs ne sont efficaces que si on les utilise pour TOUS les rapports sexuels, à TOUT moment du cycle.

Le préservatif masculin est en latex ou en polyuréthane (si l'un des partenaires est allergique au latex, par exemple). Il est déroulé sur le sexe masculin en érection avant toute pénétration. Le préservatif féminin est glissé à l'intérieur du vagin par l'utilisatrice, afin de recevoir le sexe masculin au moment de la pénétration (voir p. 58).

Quelle est leur efficacité? Qu'est-ce qui peut compromettre cette efficacité?

On dénombre de 3 à 14% d'échecs selon que l'utilisation est plus ou moins parfaite. Les préservatifs ne sont efficaces que si on les utilise pour TOUS les rapports sexuels, à TOUT moment du cycle, car il n'y a pas de période «sans risque» (voir p. 21). Les préservatifs masculins en latex ne doivent pas être utilisés avec des lubrifiants gras (qui les ramollissent et les fragilisent). Le préservatif masculin peut craquer (éventualité rare) ou glisser (surtout s'il est mal mis, et si l'homme ne se retire pas juste après l'éjaculation).

Quels sont leurs avantages?

Le préservatif masculin est à ce jour la meilleure des méthodes utilisables par les hommes; ils sont offerts partout au Québec et faciles d'accès pour les adolescents. Depuis fin 2006, on en trouve à 0,30 $ dans presque toutes les écoles secondaires, en principe, mais aussi dans d'autres points de vente hors pharmacies.

Le préservatif féminin est très résistant. Il ne nécessite pas que l'homme se retire juste après avoir éjaculé et peut être acheté par la femme, par exemple, si l'homme ne veut pas utiliser de préservatifs masculins.

Les deux types de préservatifs constituent la meilleure protection contre les IST (infections sexuellement transmissibles). Ils peuvent être utilisés EN PLUS d'une méthode contraceptive autre (pilule, DIU, etc.) et par les femmes ayant plusieurs partenaires sexuels.

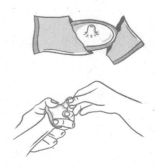

Il est mis en place sur l'extrémité du sexe en pinçant l'extrémité du préservatif.

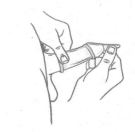

Il est déroulé sur toute la longueur du sexe.

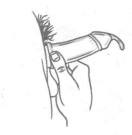

L'homme doit se retirer dès qu'il a éjaculé en maintenant le préservatif pour éviter qu'il glisse.

PRÉSERVATIF MASCULIN

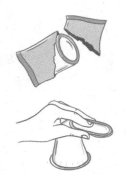

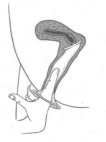

Plier l'extrémité intérieure
du préservatif entre deux doigts
avant de l'introduire dans le vagin.

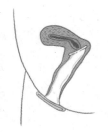

Pousser le préservatif jusqu'au
fond du vagin.

Le préservatif est en place.

PRÉSERVATIF FÉMININ

Quels sont leurs inconvénients ?

Ils nécessitent une certaine habitude pour être correctement utilisés. Le préservatif féminin est plus coûteux (de 2 à 3 fois le prix du préservatif masculin).

Qui peut les utiliser ? À qui sont-ils conseillés ?

Tout homme ou toute femme ayant des rapports sexuels avec plusieurs partenaires peut utiliser des préservatifs. Pour les couples ne désirant pas utiliser de méthode contraceptive hormonale ou de DIU, c'est une méthode fiable, à condition d'être utilisée pour *tout* rapport avec pénétration vaginale, quel que soit le moment du cycle.

Les préservatifs *peuvent* être utilisés comme unique contraception...

- Par des couples monogames, chez qui le risque d'IST est inexistant, et qui veulent espacer les naissances. L'efficacité de la méthode augmente avec la stabilité du couple, l'expérience de l'homme et l'âge des femmes : certaines études ont montré qu'après 35 ans le nombre d'échecs était cinq fois moindre que chez les femmes plus jeunes. Parmi les couples qui utilisent des préservatifs lors de tous les rapports sexuels, la survenue accidentelle d'une grossesse peut être aussi faible que 1 %.

- En guise de contraception temporaire (en attendant le début d'une prise de pilule, par exemple, ou pendant les jours qui suivent un oubli de pilule).

- À titre préventif par les partenaires des femmes ayant eu un cancer du col de l'utérus déjà traité, ou une lésion précancéreuse du col utérin découverte par une cytologie (voir p. 93).

Les préservatifs *ne doivent pas* être utilisés comme unique contraception...

- Par les couples monogames qui refusent absolument l'éventualité d'une grossesse (la protection est insuffisante).
- Par les femmes ayant des rapports sexuels, occasionnels ou fréquents, avec plusieurs partenaires ou avec un partenaire qui n'est pas monogame. EN PLUS des préservatifs, celles-ci doivent utiliser un moyen de contraception efficace qui, selon le cas, peut être une pilule, un DIU, etc.
- Par les adolescents ayant des rapports sexuels fréquents avec un ou plusieurs partenaires : la protection contraceptive que les préservatifs apportent est alors insuffisante.

Qui ne peut pas les utiliser ?

Les personnes (hommes ou femmes) allergiques au latex ne peuvent pas utiliser de préservatifs en latex, mais il existe des préservatifs masculins sans latex (Avanti, Trojan Supra E-Z-ON).

Comment se les procurer ?

- *Préservatifs masculins*

Il en existe de nombreuses marques et tailles, vendues non seulement en pharmacie, mais aussi dans les grandes surfaces, les bars, etc. Évitez les préservatifs « fantaisie » ou « sexy » vendus dans les sex-shops ou sur le Web.

- *Préservatifs féminins*

Au Canada, on trouve seulement la marque Reality.

LE DIAPHRAGME ET LA CAPE CERVICALE

En quoi consiste cette méthode? Comment agit-elle?

Diaphragme (en latex) et cape cervicale (en silicone) sont des protections qui se glissent dans le vagin, au contact du col de l'utérus, pour empêcher le passage des spermatozoïdes vers l'intérieur de l'utérus.

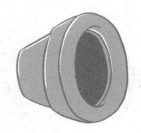

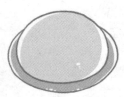

Cape cervicale

Diaphragme

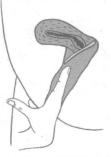

DIAPHRAGME EN PLACE
AU FOND DU VAGIN

Comment les utilise-t-on?

Diaphragme ou cape cervicale peuvent être mis en place plusieurs heures avant et laissés en place plusieurs heures après les rapports sexuels. Ils doivent être utilisés en association avec les spermicides (voir p. 62) pour une meilleure efficacité. Le diaphragme peut être réutilisé plusieurs fois, mais la cape cervicale est, en revanche, à usage unique.

Quelle est leur efficacité? Qu'est-ce qui peut compromettre cette efficacité?

Les taux d'échec sont de 6 à 20 % pour le diaphragme et de 9 à 20 % pour la cape cervicale chez les femmes n'ayant pas d'enfant, contre 25 à 40 % chez les femmes ayant déjà au moins un enfant (car la cape «couvre» moins bien le col de l'utérus dilaté par les accouchements).

Les principales causes d'échec sont le manque d'habitude, les erreurs de manipulation, la non-utilisation à certains moments du cycle... (Il n'y a pas de moment «sûr», voir p. 21.)

Quels sont leurs inconvénients?

Ils nécessitent d'être mis en place à l'avance et demandent une manipulation un peu délicate qui rebute beaucoup de femmes. Avant d'acheter un diaphragme, il faut déterminer la taille nécessaire (variable selon la femme) avec l'aide d'une personne qui connaît la méthode (médecin ou sage-femme). Ni le diaphragme ni la cape ne protègent contre les IST, ce qui rend ces méthodes vraiment très peu fiables pour les femmes qui ont plusieurs partenaires sexuels. Pour celles-ci, les préservatifs (masculins ou féminins) sont nettement préférables. Le diaphragme est peu coûteux (puisqu'il peut être réutilisé), mais les spermicides (d'utilisation obligatoire) coûtent cher, et la cape cervicale (jetable) également...

Qui peut les utiliser? À qui sont-ils conseillés?

- De préférence, les femmes vivant en couple avec un partenaire stable, sans risque d'IST, qui désirent espacer les naissances et acceptent l'éventualité d'une grossesse accidentelle.
- Les femmes qui ne sont pas gênées par les manipulations vaginales qu'ils nécessitent: pose, vérification, retrait, entretien.
- Les femmes ayant des rapports sexuels peu fréquents mais réguliers (le week-end seulement, par exemple).

Qui ne peut pas les utiliser? À qui sont-ils déconseillés?

- Les très jeunes femmes, à qui ils paraîtront beaucoup trop contraignants et pour qui la contraception procurée est insuffisante.
- Les femmes mal à l'aise avec une contraception vaginale.
- Les femmes chez qui une grossesse ferait courir un risque grave (maladie cardiaque, par exemple): la protection n'est pas suffisante.
- Les femmes ayant des rapports sexuels réguliers et fréquents avec plusieurs partenaires: la fiabilité contraceptive est insuffisante et ni diaphragme ni cape ne protègent contre les IST.
- Les femmes souffrant d'infections urinaires à répétition ou ayant un prolapsus («descente d'organes») à la suite de multiples grossesses.
- Quand la femme ou le couple recherchent une contraception aussi fiable que possible.
- La cape cervicale est *déconseillée* aux femmes ayant eu plusieurs enfants: elle recouvre mal le col (orifice) de l'utérus.

Comment se les procurer ?

Diaphragmes et cape cervicale sont disponibles, par exemple, au Centre de santé des femmes de Montréal et dans les centres locaux de services communautaires (CLSC).

LES SPERMICIDES

En quoi consiste cette méthode ? Comment agit-elle ?

Les spermicides sont des substances qui, comme leur nom l'indique, inactivent ou détruisent les spermatozoïdes.

Comment les utilise-t-on ?

Ils sont utilisés sous forme d'ovules, de crèmes ou d'éponges insérés au fond du vagin. Ils peuvent être utilisés seuls ou, mieux, en association avec une méthode «barrière» (préservatif masculin ou féminin, diaphragme, cape cervicale).

Quelle est leur efficacité ? Qu'est-ce qui peut compromettre cette efficacité ?

Leur efficacité est très aléatoire : de 6 à 26 % d'échecs. Elle dépend, en effet, des mêmes facteurs que les préservatifs, diaphragmes et capes, en particulier de la rigueur de l'utilisation par la femme qui les a choisis. Le moment de l'utilisation varie avec la forme : l'éponge (qui s'insère comme un tampon) peut être mise en place longtemps à l'avance, mais, pour être efficaces, les ovules doivent fondre au fond du vagin, à la chaleur du corps... ce qui prend dix minutes ! Les crèmes peuvent être utilisées juste avant le rapport sexuel... quand on sait qu'il va avoir lieu. La durée d'action des spermicides est variable : 60 minutes pour les ovules, 8 heures pour les crèmes et 24 heures pour les éponges spermicides. *Attention :* tous les savons peuvent inactiver les spermicides.

Tous les savons peuvent inactiver les spermicides.

Quels sont leurs avantages ?

Les spermicides sont discrets et peuvent être utilisés aussi quand le partenaire recourt aux préservatifs, ce qui augmente leur efficacité mutuelle. Ils s'achètent sans ordonnance. Non irritants pour la paroi du vagin, sauf s'ils sont utilisés très souvent (plusieurs fois par jour), ils peuvent servir de lubrifiant vaginal.

Quels sont leurs inconvénients ?

Ils sont relativement coûteux, pas toujours très faciles à utiliser et peu efficaces seuls ; il faut donc les associer aux préservatifs, diaphragme ou cape cervicale. Ils doivent être évités en cas de lésion du col de l'utérus découverte par une cytologie (voir p. 93) et peuvent favoriser des cystites à répétition. Contrairement à une idée reçue, les spermicides ne protègent pas correctement contre les IST. Même s'ils sont partiellement actifs sur certains microbes, ils ne peuvent pas être considérés comme un traitement préventif, de l'infection par le VIH en particulier. La seule protection en cas de rapport à risque (partenaires multiples, partenaires occasionnels...) est le préservatif, masculin ou féminin.

Qui peut les utiliser ? À qui la méthode est-elle conseillée ?

- Les femmes qui viennent d'accoucher et allaitent (les spermicides ne passent pas dans le lait).
- Les femmes de plus de 45 ans ayant des rapports sexuels occasionnels, car leur fécondité est moindre – mais attention : elle n'est pas nulle ! Les femmes ayant une sexualité régulière devraient plutôt opter pour une contraception permanente (DIU, pilule, etc.).
- Éventuellement, à la place des préservatifs, en cas d'oubli de pilule pendant la première semaine de la plaquette.
- Les couples stables et monogames en complément – ou à la place – des préservatifs.
- Les femmes utilisant un diaphragme ou une cape cervicale doivent utiliser des spermicides en complément.
- En complément des méthodes naturelles (coït interrompu, abstinence périodique) par les couples qui désirent seulement espacer les naissances.

> Les spermicides ne protègent pas correctement contre les IST.

N. B. : En cas d'échec de la méthode, les spermicides n'auront pas d'effet nocif sur la grossesse.

Qui ne peut pas utiliser les spermicides?

Les femmes qui souffrent d'IST ou de mycose vaginale (infection vaginale à candida) ou d'infections urinaires à répétition, ou qui ont une plaie du vagin. *Attention:* les spermicides peuvent être inactivés par les médicaments administrés par voie vaginale (ovules ou crèmes pour traiter les mycoses, par exemple).

Comment se les procurer?

Il existe de nombreuses marques de spermicides vendus en pharmacie. Tous ont plus ou moins la même composition et contiennent du chlorure de benzalkonium, la molécule la mieux tolérée. Le choix doit donc porter plutôt sur la forme (crème, ovules, éponge imprégnée) et sur le prix. Demandez à votre pharmacien de vous donner la liste de tous les produits dont il dispose ou qu'il peut se procurer.

LES MÉTHODES DITES «NATURELLES»

En quoi consistent ces méthodes? Comment agissent-elles?

On qualifie de «naturelles» toutes les méthodes qui visent à déterminer la date de l'ovulation féminine, de manière à éviter les rapports sexuels fécondants à ce moment-là. Ces méthodes vont des plus simples aux plus sophistiquées:

- *L'abstinence périodique ou méthode Ogino* (du nom du chirurgien japonais qui la proposa): elle consiste, pour une femme dont le cycle est régulier, à éviter les rapports sexuels non protégés pendant les jours «fertiles» en se fondant sur un principe simple: la deuxième période du cycle (à partir de l'ovulation) est toujours de 14 jours. Autrement dit, pour un cycle de 28 jours, l'ovulation a lieu au 14e jour; s'il dure 35 jours, elle a lieu au 21e jour; s'il dure 25 jours, elle a lieu au 11e jour. Ce principe est séduisant par sa simplicité, mais... il est faux. On a pu, en effet, établir que la deuxième partie du cycle ne durait pas systématiquement 14 jours, et que l'ovulation pouvait être beaucoup plus précoce ou tardive que prévu.

- *La «méthode des températures»:* la température habituelle de la femme s'élève de 0,2 à 0,4 °C (de 36,7 à 37,1 °C, par exemple) sous l'action de la progestérone sécrétée au moment de l'ovulation et pendant les 14 jours suivants. Comme l'ovule survit 24 heures s'il n'y a pas fécondation, les rapports sexuels non protégés qui ont lieu plus de 3 jours après l'élévation de température ne peuvent pas, en principe, entraîner de grossesse. Le seul problème est que... l'ovulation peut avoir lieu n'importe quand. Et si l'on a eu un rapport sexuel la veille... En outre, pour que cette méthode soit fiable, il faut prendre sa température tous les jours à la même heure, au lit, avant de se lever... (Si vous voulez avoir recours à cette méthode, achetez un thermomètre buccal ou un thermomètre d'oreille électronique...) Enfin, un simple rhume, entre autres, peut modifier la température de base...

- *L'observation de la glaire cervicale ou «méthode de Billings»:* à l'approche de l'ovulation, les sécrétions du col de l'utérus (ou «glaire cervicale») se modifient sous l'effet des œstrogènes; elles deviennent plus abondantes, plus fluides. Ce phénomène, beaucoup de femmes l'observent sous la forme d'écoulements vaginaux (ou «pertes»), plus marqués en milieu de cycle. En principe, l'observation attentive de la glaire permet d'affiner la méthode des températures. Malheureusement, de nombreux facteurs peuvent modifier la glaire et sa consistance... à commencer par le désir sexuel, qui augmente les sécrétions vaginales, et le sperme, qui change leur couleur et leur texture! De plus, la méthode nécessite d'examiner la glaire avec ses doigts...

L'ALLAITEMENT :
UNE CONTRACEPTION MÉCONNUE
ET MAL UTILISÉE

Pendant la grossesse, l'hypophyse (la glande cérébrale qui commande aussi l'ovulation) sécrète en quantités croissantes une hormone appelée la prolactine. Celle-ci stimule le développement des seins et les prépare à l'allaitement. Quelques heures après l'accouchement, la sécrétion du lait commence et met environ trois ou quatre jours à s'installer pleinement, toujours sous l'effet de la prolactine. Si la femme allaite, la succion du mamelon par le nouveau-né stimule, par un mécanisme réflexe, la fabrication de prolactine qui, à son tour, stimule la production de lait. Or, la prolactine a aussi pour effet de bloquer l'ovulation. En 1989, un groupe international de chercheurs a rédigé le Consensus de Bellagio, confirmé par des études de l'Organisation mondiale de la santé en particulier. Ce consensus stipule que l'allaitement est une contraception très efficace, *sous trois conditions* :

- le nourrisson doit être exclusivement nourri au sein (jusqu'à cinq ou six fois par jour) ; la prise d'un biberon doit rester exceptionnelle : si la fréquence de la succion diminue, la sécrétion de prolactine diminue elle aussi, et l'ovulation peut de nouveau se produire ;
- le nourrisson doit avoir moins de six mois ; au-delà, allaitement ou pas, une nouvelle ovulation peut se produire ;
- la femme ne doit pas avoir eu de règles depuis l'accouchement ; l'apparition de règles traduit, en effet, la reprise des ovulations.

Lorsque ces trois conditions sont remplies, l'effet contraceptif de l'allaitement est de 98 %.

Beaucoup de femmes désirent donner le sein, mais ne peuvent pas assurer un allaitement au sein exclusif pendant plusieurs mois. Heureusement, l'allaitement est compatible avec plusieurs méthodes contraceptives autres qui ne présentent aucun danger ni pour la mère ni pour l'enfant pendant l'allaitement : pilule progestative, DIU, implant. Ainsi, la prise d'une pilule progestative pendant l'allaitement, même si celui-ci est incomplet, procure une contraception quasiment efficace à 100 %.

LES MÉTHODES PRESCRITES PAR UN MÉDECIN

Les méthodes décrites dans ce chapitre nécessitent des consultations médicales, soit pour obtenir une prescription, soit pour faire l'objet d'un suivi. Ce suivi est souvent bien moins lourd que ce qu'imposent, dans les faits, de nombreux médecins à leurs patientes.

Les méthodes que peuvent prescrire les médecins sont nombreuses, mais beaucoup sont mal connues par les utilisatrices, car nombre de médecins ne prescrivent que des pilules combinées (contenant un progestatif et un œstrogène, l'éthynilestradiol ; voir p. 82).

Or, alors même qu'elle a représenté par le passé un immense progrès pour les femmes, la pilule combinée n'est plus, aujourd'hui, la meilleure méthode de contraception disponible. Les pilules progestatives (voir p. 69), les DIU (voir p. 99) et l'implant (voir p. 108) sont des méthodes tout aussi efficaces, voire plus.

Certes, les pilules combinées ont plusieurs atouts : elles régularisent le cycle, diminuent la durée des règles et les rendent indolores, ont une action bénéfique sur l'acné, diminuent le risque de cancer de l'ovaire et de l'endomètre (paroi intérieure de l'utérus). Mais lorsqu'une femme décide de prendre une pilule combinée, elle devrait pouvoir le faire après l'avoir choisie parmi les autres méthodes efficaces, et non parce qu'elle est imposée par le médecin. Or, trop souvent au Québec, lorsqu'une femme demande une contraception, on lui prescrit une pilule combinée en lui laissant entendre qu'il s'agit de la seule possibilité, sans lui décrire les autres méthodes disponibles. Cette manière de prescrire se justifiait quand la pilule combinée était la méthode la mieux connue et la plus efficace, mais elle n'est plus acceptable aujourd'hui : d'une part, parce que les besoins contraceptifs ne sont pas identiques pour toutes les femmes, d'autre part, parce que, comme le rappellent les recommandations internationales, l'efficacité d'une méthode contraceptive dépend autant de la manière dont l'utilisatrice la maîtrise que de la méthode elle-même.

LES CONTRACEPTIONS ORALES (« PILULES »)

Pourquoi toutes les pilules ne sont-elles pas remboursées ? À quoi correspondent les différents dosages ? Pourquoi m'a-t-on prescrit cette pilule plutôt qu'une autre ?

Parmi toutes les questions que se posent les femmes, beaucoup concernent les différences entre les multiples pilules commercialisées au Québec.

QU'EST-CE QU'UNE CONTRACEPTION ORALE ?

En quoi consiste la contraception orale ? Comment agit-elle ?

Elle consiste à prendre des comprimés d'hormones similaires à celles que fabriquent naturellement les ovaires. Ces hormones, au minimum, épaississent les sécrétions à l'entrée de l'utérus et empêchent les spermatozoïdes de passer ; au maximum, elles font croire au corps de l'utilisatrice qu'elle est déjà enceinte, ce qui endort l'ovulation, car une femme enceinte n'ovule pas (voir p. 18). Il y a trois formes de contraception hormonale en comprimés :

- pilules « combinées » (contenant un progestatif et un œstrogène, l'éthinylestradiol) ;
- pilules progestatives microdosées (ne contenant qu'un progestatif) ;
- progestatifs utilisés en thérapeutique (voir p. 73).

Comment l'utilise-t-on ?

Il y a deux modes d'utilisation :

- 1 comprimé par jour, 3 semaines par mois (c'est le cas de la majorité des « pilules combinées » et les hormones progestatives utilisées en thérapeutique) ;
- 1 comprimé par jour, 365 jours par an (c'est le cas de quelques marques de pilules combinées et des pilules progestatives microdosées).

QUELLES SONT LES DIFFÉRENTES FORMES DE « PILULES CONTRACEPTIVES » ?

Il existe trois types de comprimés pour la contraception :

- les pilules combinées qui contiennent un progestatif et un œstrogène ;
- les pilules progestatives « microdosées » ;
- les progestatifs utilisés en thérapeutique.

Les pilules combinées
Ce sont les plus prescrites au Québec. Elles contiennent toutes un œstrogène de synthèse

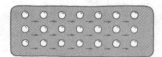

Plaquette de pilule combinée à 21 comprimés « monophasiques »

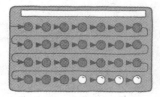

Plaquette de pilule combinée à 28 comprimés (21 comprimés actifs et 7 placebos)

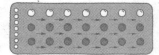

Plaquette de pilule combinée « biphasique » (2 dosages différents)

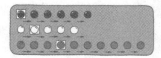

Plaquette de pilule combinée « triphasique » (3 dosages différents)

COMMENT LA CONTRACEPTION
HORMONALE AGIT-ELLE ?

L'ovaire produit naturellement deux catégories d'hormones : les œstrogènes et la progestérone ; ces hormones passent dans le sang et vont stimuler les organes sexuels (seins, utérus, vagin) et, en particulier, une glande du cerveau qui se nomme l'hypophyse.

En première partie de cycle (à partir de la fin des règles), l'ovaire sécrète surtout des œstrogènes, qui :

- font épaissir l'endomètre (le tissu qui tapisse l'intérieur de l'utérus), pour lui permettre d'accueillir une éventuelle grossesse ;
- accentuent la lubrification du vagin et augmentent le désir sexuel (c'est pourquoi beaucoup de femmes voient leur désir sexuel s'accroître en milieu de cycle, à l'approche de l'ovulation) ;
- lorsque leur quantité circulant dans le sang atteint une valeur suffisante (en théorie, au 12e -14e jour du cycle), font que l'hypophyse déclenche l'ovulation ; l'ovule expulsé par l'ovaire passe dans une des deux trompes, pour y attendre d'éventuels spermatozoïdes.

En seconde partie de cycle, à partir de l'ovulation, l'ovaire sécrète surtout de la progestérone, qui :

- élève la température de 0,5 °C (c'est l'un des repères des femmes qui assurent leur contraception par les méthodes naturelles) ;
- prépare également l'utérus à accueillir une éventuelle grossesse.

En fin de cycle (à partir du 20e-22e jour), chez certaines femmes, les œstrogènes peuvent entraîner un gonflement des seins ou une rétention d'eau dans les jambes. Au bout de 10 à 14 jours après l'ovulation, si l'ovule présent dans une trompe n'a pas été fécondé par un spermatozoïde, la production d'hormones par l'ovaire diminue brutalement. Cette baisse des hormones dans le sang peut s'accompagner d'une irritabilité (due au «manque» ressenti par le cerveau). L'endomètre (tissu qui tapisse l'intérieur de l'utérus) est un tissu gorgé de sang, très riche en petits vaisseaux. Lorsqu'il n'est plus stimulé par les hormones ovariennes, il se détache et est éliminé par les contractions de l'utérus : ce sont les règles. Les règles ne sont pas du sang pur, mais un mélange de sang ET des cellules de l'endomètre – d'où leur aspect parfois épais.

En résumé, c'est une augmentation brusque de la sécrétion d'hormones qui déclenche l'ovulation, et c'est sa diminution brusque qui déclenche les règles.

Lorsqu'une grossesse commence, l'embryon fabrique des hormones en permanence, à dose stable. Il n'y a alors ni règles ni ovulation. Le principe de la contraception hormonale féminine consiste donc à administrer des doses quotidiennes stables d'hormones, pour reproduire l'état hormonal de la grossesse. Autrement dit, si la contraception hormonale empêche une grossesse, c'est parce que le corps de l'utilisatrice croit qu'elle est *déjà* enceinte !

Toutes les pilules contiennent une ou deux hormones similaires aux hormones féminines naturelles.

(toujours le même : l'éthinylestradiol ou « EE ») ET un progestatif de synthèse (lévonorgestrel, noréthistérone, désogestrel, progestimate, gestodène).

Qui peut (ou ne peut pas) utiliser une pilule combinée ?

Les pilules combinées sont une excellente contraception pour beaucoup de femmes, mais l'EE peut, dans certains cas, avoir des effets secondaires graves, voire mortels, en engendrant la formation d'un caillot dans une veine (phlébite). Si ce caillot se détache, il peut être entraîné par le courant sanguin et boucher une artère (embolie). Les pilules combinées sont donc parfois contre-indiquées et ne sont donc pas utilisables par *toutes* les femmes.

Les contre-indications de la pilule combinée (situations dans lesquelles son utilisation est fortement déconseillée ou interdite) sont les suivantes :

- un antécédent de phlébite, quelle qu'en soit la cause (même s'il s'agit d'un accident ou d'une phlébite sous plâtre) ou d'un accident vasculaire ;
- un antécédent de phlébite ou d'accident vasculaire chez un parent, un frère ou une sœur avant 45 ans et des anomalies de la coagulation révélées à la prise de sang ;
- une obésité importante ;
- l'alitement permanent ou la vie en fauteuil roulant ;
- le tabac à partir de 35 ans (ou la consommation de 40 cigarettes par jour ou plus avant 35 ans) ;
- une tension artérielle constamment supérieure à 160/95 ;
- des migraines intenses accompagnées de signes neurologiques (troubles visuels, paralysie d'une main ou du visage, etc.) ;
- les cancers du sein et de l'endomètre ;
- une pathologie hépatique : – hépatite active ;
  – cirrhose sévère ;
  – tumeur ;
- un diabète grave (avec des lésions de la rétine ou des reins).

En dehors de ces situations, toute femme (ou presque) peut utiliser une contraception par pilule combinée.

Comment prend-on une pilule combinée?

La plupart des pilules combinées sont présentées en plaquettes de 21 comprimés. Rien n'empêche de prendre ce type de pilule en continu, 365 jours par an. Tel était le principe initial quand la pilule a été mise au point, mais les fabricants (sous l'influence des scientifiques) pensaient, il y a quarante ans, que l'absence de règles perturberait les utilisatrices. Ils ont donc instauré une prise discontinue : trois semaines de pilule combinée, une semaine d'arrêt (pendant laquelle l'utilisatrice est encore protégée, car l'ovulation reste endormie). Pendant cette semaine, l'arrêt des comprimés provoque des saignements, tout comme la chute des hormones au cours du cycle naturel provoque les règles. Les saignements de la pilule combinée ne sont cependant pas de vraies règles, puisque son principe est de faire croire au corps de la femme qu'elle est déjà enceinte... De fait, les saignements de la pilule combinée sont moins longs, moins abondants et moins inconfortables que ne le sont les règles, ce qui fait des pilules combinées un excellent traitement des règles longues et douloureuses, indépendamment de leur effet contraceptif.

Les pilules progestatives microdosées

On les dit «microdosées» parce que la quantité de progestatif qu'elles contiennent est très faible. De ce fait, contrairement aux pilules combinées, les pilules progestatives microdosées (PPM) *n'endorment pas toujours l'ovulation.* Leur principal effet est essentiellement d'épaissir les sécrétions du col (entrée) de l'utérus et de les rendre impénétrables aux spermatozoïdes. Au Québec, les marques de pilules progestatives microdosées sont peu nombreuses :

- Microval (lévonorgestrel);
- Micronor (noréthistérone).

Qui peut (ou ne peut pas) utiliser une pilule progestative microdosée?

- Contrairement aux pilules combinées, les progestatifs seuls ne sont jamais susceptibles de provoquer un accident mortel ou grave. Les PPM peuvent donc être utilisées sans danger par l'immense majorité des femmes, en particulier quand les œstrogènes sont contre-indiqués.

• Toutefois, certaines femmes tolèrent moins bien que d'autres les PPM et sont rapidement gênées par des pertes (*spotting*). C'est la principale limite de ce type de contraception, avec l'obligation de la prendre à un moment relativement fixe de la journée (à trois heures près).

Comment prend-on une pilule progestative microdosée ?

Les PPM doivent être prises 365 jours par an, chaque jour si possible, à peu près à la même heure, avec au maximum un retard de 3 heures, car elles n'agissent que pendant 27 heures d'affilée.

Les progestatifs utilisés en thérapeutique
Ces hormones sont habituellement utilisées pour traiter certaines maladies (endométriose, règles hémorragiques, fibromes, troubles du cycle par manque de progestérone, troubles de la préménopause). Mais à doses adaptées, elles endorment l'ovulation comme le ferait une pilule combinée et elles peuvent servir de contraception.

PILULE COMBINÉE, MODE D'EMPLOI
Les pilules combinées étant les plus prescrites, les informations qui suivent portent essentiellement sur elles. Toutefois, les principes exposés restent valables, quelle que soit la forme de contraception orale utilisée.

Quelle est l'efficacité de la contraception orale ? Qu'est-ce qui peut compromettre cette efficacité ?

Théoriquement, les pilules sont très efficaces (taux de protection supérieur à 99 %). Mais cette efficacité peut être compromise par plusieurs facteurs :

• les oublis (plus ou moins graves selon le type de pilule) ;
• le dosage (trop faible pour certaines femmes) ;
• les incidents qui conduisent les femmes à arrêter brutalement leur contraception ;
• certains médicaments qui peuvent annuler les effets des pilules.

Tout cela explique que, en pratique, les échecs de pilules atteignent 8 %, c'est-à-dire... dix fois plus qu'un DIU (dispositif intra-utérin, ou « stérilet »).

Est-ce qu'il y a des pilules plus efficaces que les autres ?

En théorie, les progestatifs microdosés, qui ont surtout un effet « barrière » (ils empêchent les spermatozoïdes de passer) sont un peu moins efficaces que les pilules combinées (qui mettent l'ovulation en sommeil). Un oubli de pilule progestative microdosée est donc plus risqué qu'un oubli de pilule combinée. En pratique, à risque d'oubli identique, les deux types de pilules semblent d'efficacité identique, surtout à partir de 35 ans, lorsque la fécondité diminue un peu. En tout état de cause, ce qui compromet le plus souvent l'efficacité des pilules, c'est la contrainte que représente la prise quotidienne sans oubli. Cela explique pourquoi une pilule progestative microdosée prise tous les jours est bien plus efficace qu'une pilule combinée qu'on oublie en début de plaquette...

Pourquoi faut-il arrêter la pilule combinée une semaine par mois et prendre les pilules progestatives tous les jours ?

À l'origine, les concepteurs de la pilule combinée avaient prévu que les femmes la prendraient sans interruption. Mais quand on prend une pilule combinée sans interruption, il n'y a plus de règles (rappelons que c'est l'arrêt des hormones qui provoque les saignements). Or, dans les années 1960, beaucoup de femmes étaient angoissées par le fait de ne pas avoir de règles. Les concepteurs de la pilule ont donc proposé sept jours d'arrêt entre deux plaquettes pour que les femmes aient des règles. Pourquoi sept jours ? Parce que cela permet aux femmes de commencer et d'arrêter leur plaquette toujours le même jour de la semaine. On la commence un lundi, on en prend 21, on termine un dimanche et on recommence le lundi une semaine plus tard...

Suis-je protégée pendant la semaine d'arrêt de ma pilule combinée ?

Oui, bien sûr. Le cerveau met un certain temps à réagir aux variations des hormones et, une fois l'ovulation endormie, il faut, en général, un peu plus d'une semaine sans comprimé pour qu'elle se «réveille». Au-delà de sept jours, l'ovulation peut reprendre. Il n'y a donc pas de risque pendant la semaine d'arrêt, à condition de bien commencer la plaquette suivante au bout de sept jours, mais pas plus tard!

Que dois-je faire quand j'oublie ma pilule combinée?

Pour l'oubli de pilule progestative microdosée, voir p. 78. Pendant la semaine sans pilule, l'ovulation est encore endormie. MAIS on a démontré (au moyen d'échographies des ovaires faites chaque jour) que, chez environ 30 % des utilisatrices, l'ovaire *se remet lentement en route pendant la semaine d'arrêt de la pilule*. Lorsque l'utilisatrice commence une nouvelle plaquette au bout des sept jours d'arrêt, une ovulation peut se produire si l'un des sept premiers comprimés est oublié. Ainsi, les oublis de pilule (de plus de 12 heures) les plus problématiques sont ceux qui ont lieu *pendant la première semaine d'une plaquette de pilule*. Un oubli au cours des deuxième et troisième semaines de la plaquette est, en revanche, sans importance : au bout de sept jours de prise, l'ovulation est bien endormie et il faudrait... plus d'une semaine d'oubli pour qu'elle se réveille.

> Une pilule progestative microdosée prise tous les jours est bien plus efficace qu'une pilule combinée qu'on oublie en début de plaquette.

Les recommandations données par l'un des plus grands spécialistes mondiaux de la contraception, le Britannique John Guillebaud (ce sont également les recommandations de l'OMS), sont les suivantes :

- *En cas d'oubli de plus de 12 heures de l'un des 7 premiers comprimés de la plaquette*, il faut :
1) reprendre sa pilule dès que possible (le lendemain de l'oubli);
2) utiliser des préservatifs pendant les 7 jours qui suivent l'oubli (en attendant que l'ovulation soit de nouveau endormie);
3) si (et seulement si) l'utilisatrice a eu un rapport sexuel non protégé dans les cinq jours qui précèdent l'oubli, il faut également prendre une contraception d'urgence (Plan B).

- *En cas d'oubli d'un des 7 comprimés du milieu de plaquette (comprimés 8 à 14)*, l'ovulation reste endormie, et il lui faut plusieurs jours sans pilule pour se réveiller; il n'y a rien d'autre à faire que de reprendre le comprimé oublié dès que possible, et continuer à prendre normalement sa pilule.

- *En cas d'oubli d'un des 7 derniers comprimés de la plaquette (comprimés 15 à 21)*, il suffit de prendre le comprimé oublié dès que possible et, à la fin de la plaquette, de commencer tout de suite la plaquette suivante, sans interruption.

Lorsqu'une utilisatrice oublie *souvent* sa pilule ou utilise une pilule faiblement dosée (contenant moins de 30 µg d'éthinylestradiol), il est recommandé de ne pas arrêter sept jours, *mais quatre jours seulement entre deux plaquettes.*

Est-ce que je peux commencer la plaquette suivante plus tôt que prévu?

Quand on commence une plaquette plus tôt que prévu, non seulement il n'y a pas de risque de grossesse, mais l'efficacité contraceptive est optimisée! En fait, les deux méthodes les plus sûres pour éviter les échecs d'une pilule combinée sont les suivantes:
1) *arrêter seulement quatre ou cinq jours entre deux plaquettes* (autrement dit, en commençant la plaquette suivante dès que les saignements apparaissent);
OU
2) *ne pas arrêter du tout.*

· **Puis-je prendre ma pilule combinée sans interruption?**

Oui. La semaine d'arrêt de la pilule (voir p. 74) a été instaurée pour que les femmes aient l'impression d'avoir des règles une fois par mois, afin d'imiter le cycle «naturel». Mais ces règles ne sont pas de vraies règles. Elles sont provoquées artificiellement par... l'arrêt des comprimés. Le fait d'avoir des règles tous les mois n'a rien de «naturel» non plus. Les anthropologues estiment que les règles sont trois fois plus fréquentes chez les femmes des xxe et xxie siècles, par rapport à celles qui vivaient avant le xxe siècle, car elles ont moins d'enfants et sont donc moins longuement enceintes et allaitent moins, et qu'elles sont pubères plus tôt et ménopausées plus tard parce qu'elles sont mieux nourries et en meilleure santé.

La prise de la pilule en continu a beaucoup d'avantages :

- les migraines disparaissent chez les femmes qui en souffrent pendant la semaine d'arrêt de leur pilule ;
- les symptômes prémenstruels (douleurs du bas-ventre, gonflement des seins, crampes pendant les règles) qui surviennent pendant la semaine d'arrêt disparaissent eux aussi ;
- les anémies par perte en fer consécutives aux règles abondantes sont moins fréquentes ;
- en cas d'endométriose, la pilule en continu constitue un traitement efficace des douleurs et des saignements ;
- les manifestations de la maladie polykystique des ovaires sont moindres ;
- chez les patientes épileptiques, la prise continue supprime les crises provoquées par les règles ou l'arrêt de la pilule ;
- enfin, la prise continue de la pilule augmente l'effet contraceptif !

La prise de la pilule en continu a beaucoup d'avantages.

Mais cette prise en continu n'est-elle pas dangereuse ?

Non, et c'est déjà la situation des femmes qui utilisent d'autres méthodes contraceptives ! L'administration d'hormones est continue avec toutes les méthodes ci-dessous :

- implant (qui délivre des progestatifs en permanence pendant trois ans) ;
- DIU hormonal (qui délivre des progestatifs en permanence pendant cinq ans) ;
- pilules progestatives microdosées ;
- progestatifs injectables (une injection tous les trois mois sans « pause » entre deux injections).

Non seulement rien ne s'oppose à ce qu'on prenne une pilule combinée (contenant œstrogène + progestatif) *en continu, mais on devrait toujours expliquer aux utilisatrices que la prise « intermittente » compromet l'efficacité de la pilule !*

Quelles pilules combinées puis-je prendre en continu ?

Les pilules « monophasiques », dont les comprimés sont tous identiques (par exemple : Alesse, MinEstrin/Loestrin, Cyclen, Marvelon,

Yasmin, Ortho, MinOvral Demulen), sont les plus pratiques. Avec les pilules biphasiques (qui contiennent des comprimés de deux couleurs) et triphasiques (comprimés de trois couleurs), la prise continue provoque parfois chez certaines femmes des pertes brunâtres ou saignements passagers, parfois persistants, qui peuvent être gênants (*spotting*). Néanmoins, ces saignements sont sans danger et ils n'empêchent pas toutes les femmes de prendre plusieurs plaquettes sans interruption. *Donc, il est possible d'essayer la prise continue avec n'importe quelle pilule.* Si un saignement survient, il suffit d'arrêter toute prise de pilule pendant quatre ou cinq jours (pour avoir des règles) et la reprendre ensuite (même si les règles ne sont pas complètement terminées).

Et si je veux continuer à prendre ma pilule comme d'habitude (trois semaines de suite, une semaine d'arrêt), comment dois-je faire pour ne pas oublier de la prendre?

Au lieu de prendre la pilule le soir, on peut la prendre plutôt le matin au lever. En cas d'oubli, prendre sa pilule à midi plutôt qu'à 8 heures est sans importance. Pour éviter de l'oublier, il faut associer la prise à un rituel quotidien, par exemple se maquiller ou se démaquiller, mettre ou ôter ses lentilles, se brosser les dents.

Deux conseils:

- Ayez toujours une plaquette de pilules «de secours» dans votre sac à main; si vous «découchez» ou si vous ne pouvez pas rentrer chez vous, vous pourrez prendre un des comprimés de la plaquette de secours...
- À défaut d'avoir une plaquette sur vous, ayez votre ordonnance et notez soigneusement la composition indiquée sur la boîte (nom des molécules et dose par comprimé). En cas d'oubli pendant un voyage ou des vacances, par exemple, il est alors possible de se la procurer dans toutes les pharmacies du Québec; à l'étranger, le dosage de votre pilule permettra à un pharmacien de vous donner une pilule équivalente.

Et si j'oublie une pilule progestative microdosée, que dois-je faire?

Les PPM sont efficaces 27 heures d'affilée. En principe, donc, on doit les prendre tous les jours à peu près à la même heure, à trois heures près. Au-delà, l'effet «barrière» n'est plus assuré. Donc, on se retrouve devant deux cas de figure:

1) *Si l'utilisatrice qui a oublié sa pilule progestative A EU un rapport sexuel non protégé depuis l'oubli, elle doit:*
- prendre le comprimé oublié dès que possible et continuer la plaquette comme prévu;
- prendre Plan B (pour éviter que le rapport sexuel non protégé n'entraîne une grossesse);
- utiliser des préservatifs pendant 48 heures (les pilules progestatives ne mettent que quelques heures à agir).

2) *Si l'utilisatrice qui a oublié sa pilule progestative N'A PAS eu de rapport sexuel non protégé depuis l'oubli, elle doit:*
- prendre le comprimé oublié dès que possible et continuer la plaquette comme prévu;
- utiliser des préservatifs pendant 48 heures (les pilules progestatives ne mettent que quelques heures à agir).

COMMENT CHOISIR SA PILULE OU CHANGER DE PILULE?

La bonne tolérance d'une pilule dépend à la fois de sa composition (présence ou non d'œstrogène, progestatif à dose plus ou moins forte) et surtout des réactions de chaque utilisatrice. Une même pilule ne sera pas tolérée de la même manière par deux femmes différentes. Et toutes les femmes ne supporteront pas bien toutes les pilules. Pour choisir sa pilule, il faut tenir compte des effets possibles des hormones qu'elle contient.

Les **œstrogènes** (contenus dans les pilules combinées) peuvent faire gonfler les seins, déclencher des migraines ou des nausées, entraîner une rétention d'eau au bout de quelques jours ou semaines, et provoquer des «pertes» (écoulements vaginaux) incolores mais quotidiennes.

Les **progestatifs** (administrés seuls ou associés dans une pilule combinée) peuvent graisser la peau, provoquer de l'acné et de l'hirsutisme (augmentation de la pilosité) et parfois une baisse du désir sexuel ou une sécheresse vaginale.

On notera que certains de ces effets (nausées, gonflement des seins, baisse du désir) sont similaires aux symptômes ressentis pendant une grossesse, ce qui n'a rien de surprenant (voir p. 70). Toutes les pilules ou presque diminuent la durée et l'abondance des règles en amincissant l'endomètre (paroi intérieure de l'utérus). Cet effet (dû aux progestatifs) fait parfois disparaître totalement les règles ou, au contraire, induit des saignements peu importants, mais répétés (*spotting*).

Dans l'idéal, une pilule adaptée et bien tolérée n'a aucun effet indésirable, mais apporte au contraire un confort supplémentaire. Ainsi les pilules à «climat œstrogénique» (c'est-à-dire où l'œstrogène agit relativement plus que le progestatif) peuvent être utilisées pour traiter l'acné.

Qu'est-ce que le «dosage» d'une pilule?

Quand on parle du dosage des pilules, on fait, en général, référence à la dose d'éthinylestradiol (EE) des pilules combinées. Les pilules commercialisées dans les années 1960-1970 contenaient 50 µg (microgrammes) d'EE. Cette dose, même si elle était moins élevée que celle des toutes premières pilules commercialisées, l'était trop pour être administrée pendant longtemps, car l'EE peut entraîner, chez les femmes de plus de 35-40 ans, surtout si elles fument, la formation de caillots dans les vaisseaux sanguins. On craignait donc qu'après 20 ou 25 ans de prise, leurs effets ne soient excessivement nocifs. Sous la pression des scientifiques, les fabricants se sont donc astreints à diminuer la dose d'EE dans les pilules. Progressivement, ils ont commercialisé des pilules ne contenant que de 30 à 40 µg d'EE, afin d'éviter les risques cardiovasculaires théoriques des pilules plus fortement dosées. La plupart des pilules combinées contiennent de 30 à 40 µg d'EE. Quelques-unes contiennent 15 ou 20 µg d'EE (Alesse, MinEstrin).

Si l'EE est une hormone à problèmes, pourquoi l'utilise-t-on dans les pilules combinées?

Parce que l'association d'un œstrogène à un progestatif empêche l'ovulation mieux qu'un progestatif seul à la même dose. La présence de l'EE vise à compléter l'effet contraceptif et à combattre les effets désagréables du progestatif. Chez les femmes qui souffrent d'acné ou d'hirsutisme, en particulier, l'EE a un effet bénéfique.

Peut-on dire que les pilules combinées qui contiennent le moins d'EE sont les moins dangereuses?

En théorie, c'est vrai; mais, en réalité, la recherche scientifique a montré que, chez les femmes en bonne santé, la sécurité cardiovasculaire à long terme est la même, que la pilule contienne 40 ou 15 µg d'EE. Les pilules combinées faiblement dosées en œstrogène sont donc conseillées essentiellement aux femmes ayant des facteurs de risque (consommation importante de tabac entre 30 et 35 ans, cholestérol très élevé).

En revanche, jusqu'à 25 ans, la sécurité contraceptive des pilules contenant 15 ou 20 µg d'EE *est plus faible* que celle des pilules à 30-35 µg. Les très jeunes femmes ovulent plus facilement que les femmes de plus de 35 ans. Donc, contrairement à ce que pensent beaucoup de médecins, il n'est pas logique de donner une pilule faiblement dosée aux adolescentes: chez elles, 15 ou 20 µg d'EE risquent de ne pas suffire à endormir l'ovulation.

Quels autres risques les œstrogènes font-ils courir?

Les œstrogènes ne provoquent pas les cancers, mais semblent accélérer leur évolution quand ils sont pris par des femmes dont la tumeur cancéreuse n'a pas été dépistée auparavant. C'est pour cette raison que la prise d'œstrogènes pour traiter la ménopause doit toujours être prudente après 50 ans, âge où les cancers du sein sont plus fréquents.

Les progestatifs, eux, ne sont-ils pas dangereux?

Contrairement à l'EE, les progestatifs n'ont pas d'effets vasculaires nocifs, et toutes les femmes ou presque peuvent les utiliser, quel que soit leur âge. C'est pourquoi, à partir de 35 ans, les médecins devraient, en principe, proposer spontanément aux femmes qui fument de cesser leur pilule combinée et de passer à une autre contraception (progestatifs seuls, par exemple).

> Les progestatifs n'ont pas d'effets vasculaires nocifs.

Alesse	20 µg	Ortho 1/35	35 µg
Cyclen	35 µg	Ortho 7/7/7	35 µg
Demulen 30	30 µg	Symphasic	35 µg
Loestrin 1,5/35	30 µg	Tricyclen Lo	25 µg
Marvelon	30 µg	Tricyclen	35 µg
MinEstrin 1/20	20 µg	Triphasil	30-40-50 µg
Min-Ovral	30 µg	Triquilar	30-40-50 µg
Ortho-Cept	30 µg	Yasmin	30 mg
Ortho 5/35	35 µg		

Avant 25 ans, les pilules à 30-50 µg d'EE sont les plus efficaces. Après 25 ans, surtout pour les fumeuses, il faut préférer les pilules contenant 15 ou 20 µg d'EE.

Chez quelles femmes l'EE contenu dans une pilule combinée peut-il être dangereux?

En fait, l'EE est dangereux dans deux circonstances bien précises: chez les femmes souffrant d'un trouble de la coagulation du sang et chez les femmes qui fument depuis plus de 15 années consécutives ou qui ont plus de 35 ans. Dans ces cas, l'EE augmente le risque de phlébite.

Comment savoir si une femme court un risque de phlébite? Faut-il faire une prise de sang pour le déceler?

Il est coûteux (et inutile) de faire des prises de sang à toutes les femmes qui veulent prendre la pilule pour rechercher un trouble de la coagulation. Il est beaucoup plus simple de leur poser quelques questions précises. Avez-vous déjà souffert d'une phlébite (spontanément, ou pendant une grossesse)? Votre mère, votre grand-mère maternelle ou une de vos sœurs a-t-elle déjà souffert d'une phlébite pendant une grossesse ou spontanément avant l'âge de 40 ans? Un membre proche de votre famille de l'un ou l'autre sexe (parents, grands-parents, frères et sœurs) a-t-il souffert d'un accident vasculaire (« attaque »), d'une phlébite ou d'une embolie pulmonaire avant l'âge de 40 ans ? Un membre proche de votre famille souffre-t-il d'un trouble de la coagulation déjà découvert par une prise de sang ?

Si la réponse à l'une de ces questions est oui, les pilules combinées sont vivement déconseillées, mais la femme peut toujours utiliser une pilule ne contenant que des progestatifs, ainsi que toutes les autres méthodes (DIU, préservatifs, etc.).

Quelle est la différence entre les pilules combinées monophasiques, biphasiques et triphasiques ?

Les pilules combinées « monophasiques » contiennent des comprimés dont le dosage d'œstrogènes et de progestatifs est toujours le même ; ils sont tous de la même couleur.

(Marques : Alesse, MinEstrin 1/20, Cyclen, Dermulen 30, Loestrin 1, 5/30, Marvelon, Min-Ovral, Ortho-Cept, Yasmin, Ortho 5/35, Ortho 1/35.)

Dans les pilules combinées « biphasiques », les 7 premiers comprimés ne contiennent pas la même dose d'hormones que les 14 suivants. Les deux séries de comprimés sont de couleur différente.

(Marque : Symphasic.)

Dans les pilules combinées « triphasiques », les comprimés ont trois dosages différents et les plaquettes contiennent des comprimés de trois couleurs.

(Marques : Tri Cyclen, Triphasil, Triquilar, Ortho 7/7/7.)

Il existe des pilules « à climat œstrogénique » et des pilules « à climat progestatif ». Quelle est la différence ?

Les pilules dont les effets sont plutôt ceux des oestrogènes sont dites « à climat œstrogénique ». Celles dont les effets dominants sont ceux du progestatif sont dites « à climat progestatif ».

Parmi toutes ces pilules combinées, laquelle dois-je choisir ?

Cette question pertinente, tout médecin devrait se la poser AVANT de prescrire une pilule à une femme qui en fait la demande. Le plus logique est avant tout de choisir une pilule qui convienne au profil hormonal naturel de la femme.

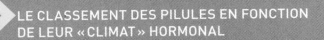

LE CLASSEMENT DES PILULES EN FONCTION DE LEUR «CLIMAT» HORMONAL

Pilules à «climat progestatif» (elles contiennent du lévonorgestrel ou de la noréthistérone)

Alesse
MinEstrin 1/20
Loestrin 1,5/30
Ortho 5/35
Ortho 1/35
Ortho 7/7/7
Symphasic

Pilules à «climat œstrogénique» (elles contiennent du gestodène, du déso-gestrel ou du norgestimate)

Cyclen
Marvelon
Ortho Cept
Tricyclen

ATTENTION : Diane 35 (voir p. 85) et Yasmin ne contiennent aucun de ces pro-gestatifs. Elles ont plutôt des effets œstrogéniques.

En principe, un médecin à qui une femme demande une prescription de pilule doit lui poser quelques questions sur son « profil hormonal ».

Si elle a un cycle plutôt régulier, avec des règles abondantes et douloureuses et les seins tendus et sensibles juste avant les règles, elle a un *profil plutôt « œstrogénique »* et le médecin lui conseillera de préférence une pilule à « climat progestatif » (Alesse, Ortho, MinEstrin), qui aura pour avantage de diminuer les symptômes désagréables que sont les règles douloureuses et la tension des seins.

Si elle a plutôt un cycle irrégulier, des règles peu abondantes et de l'acné, son *profil est plutôt « progestatif »*; on préférera alors une pilule à « climat œstrogénique » (Cyclen, Marvelon, Ortho Cept) qui aura pour effet, en particulier, d'atténuer ou de faire disparaître l'acné.

En principe, lorsque le médecin choisit une contraception parmi ces six pilules, tout se passe généralement bien.

Diane n'est pas considérée comme une contraception.

J'ai de l'acné et on m'a prescrit Diane 35. Est-ce que cette pilule me convient ?

Comme traitement de l'acné, peut-être. Comme contraception, c'est moins sûr. Au Québec, *Diane n'est pas considérée comme une contraception, car les données scientifiques la concernant n'ont pas été jugées suffisantes.* De plus, elle présente des risques non négligeables : le risque de phlébite est plus élevé avec Diane qu'avec les pilules combinées. Toutes les pilules « à climat œstrogénique » (voir p. 83) ayant un effet bénéfique sur l'acné, il est illogique de prescrire Diane, dont l'effet contraceptif n'est pas connu et dont les risques sont plus élevés.

Quelle pilule puis-je prendre pour mon acné ?

Toute pilule combinée à « climat œstrogénique » peut avoir des effets bénéfiques sur l'acné, et leur effet contraceptif sera probablement meilleur (et moins imprévisible) que celui de Diane 35.

Les pharmacies ont le droit de prendre une marge plus ou moins grande sur les pilules non remboursées. *Il faut donc comparer les prix pratiqués d'une pharmacie à l'autre !* S'il y a plusieurs pharmacies dans votre secteur, faites jouer la concurrence en leur demandant quels tarifs elles pratiquent sur votre pilule habituelle, et même sur plusieurs pilules « à climat œstrogénique », de dosage et de composition proches.

Quelle est la différence entre les marques à 21 et 28 comprimés ?

Dans les marques à 28 comprimés : aux 21 comprimés actifs, le fabricant a ajouté 7 comprimés placebos, qui ne contiennent aucune hormone. Le but de cette présentation est de faire prendre la pilule tous les jours (sans interruption). Les 7 derniers comprimés (blancs) ne contenant pas d'hormone, ils sont inertes et c'est « comme si on ne prenait rien ». C'est pendant la semaine où l'on prend ces comprimés placebo que les saignements apparaissent, comme quand on arrête une pilule combinée. À mon sens, cette forme n'a aucun intérêt, car elle entraîne des confusions en cas d'oubli et n'apporte pas vraiment de sécurité supplémentaire lorsqu'il s'agit de commencer une nouvelle plaquette (moment particulièrement sensible en cas d'oubli).

On m'a dit de commencer ma première plaquette de pilule combinée le premier jour de mes règles. Mais mon cycle est irrégulier. Que dois-je faire ?

Lorsque les utilisatrices commencent leur pilule au moment de leurs règles (le 1er, 2e ou 3e jour de leurs règles), l'ovulation est rapidement endormie par la prise de pilule. On considère donc qu'une pilule commencée au moment des règles protège dès le premier comprimé.

Mais il n'est pas du tout indispensable de commencer sa pilule le premier jour des règles. S'il est urgent pour vous d'avoir une contraception (et quand on commence la pilule, c'est parce qu'on a besoin d'une contraception tout de suite...), il est parfaitement possible de commencer la première plaquette de pilule *n'importe quand*. La seule précaution à prendre est d'utiliser des préservatifs en cas de rapport sexuel pendant les sept premiers jours de pilule. Au bout de sept jours, l'ovulation sera alors « endormie » par la pilule.

Il n'est pas du tout indispensable de commencer sa pilule le premier jour des règles.

Une pilule progestative peut aussi être commencée n'importe quand, et il suffit d'utiliser des préservatifs pendant les deux premiers jours de la plaquette (les progestatifs agissent en quelques heures).

Dans un cas comme dans l'autre, *il faut, bien entendu, être raisonnablement sûre (ou s'assurer, en faisant un test de grossesse) qu'on n'est pas déjà enceinte au moment où on commence sa pilule.*

Si je découvre que je suis enceinte alors que je prends la pilule, y a-t-il danger pour le bébé? Dois-je interrompre ma grossesse?

Il n'y a rien de dangereux pour le bébé, et aucune raison médicale d'interrompre la grossesse. L'immense majorité des pilules contiennent des hormones très semblables à celles qui sont fabriquées naturellement par la femme et par l'embryon pendant la grossesse. Elles ne sont pas dangereuses. (La seule substance hormonale susceptible d'être dangereuse pour un embryon est la cyprotérone contenue dans Diane 35 qui, en principe, ne doit pas, au Québec, être utilisée comme contraception.)

Si vous découvrez que vous êtes enceinte alors que vous prenez une pilule, et si vous désirez poursuivre la grossesse, vous pouvez le faire sans craindre une anomalie ou une malformation du bébé. Il serait scandaleux qu'on vous oblige à avorter au prétexte que le bébé serait malformé: toutes les études qui ont été faites sur ce sujet montrent que les «bébés-pilule» n'ont pas plus de problème que les autres.

QUELQUES QUESTIONS BRÛLANTES AU SUJET DE LA PILULE COMBINÉE

Est-il dangereux de prendre une pilule combinée si je fume?

Les femmes qui fument sont de plus en plus nombreuses. Or, le tabac fragilise très nettement les vaisseaux et les tissus. Les consommatrices de cigarettes sont de plus en plus exposées à des maladies qui,

> **AUX FUMEUSES QUI ONT BESOIN D'UNE CONTRACEPTION...**
>
> Si vous avez 35 ans ou plus, et si vous utilisez une pilule combinée (contenant de l'éthinylestradiol: vous pouvez le vérifier sur la boîte), demandez à votre médecin de la remplacer par une autre méthode contraceptive: pilule progestative ou DIU. Quel que soit votre âge, bien sûr, vous avez intérêt à arrêter de fumer. Mais la probabilité d'une grossesse est bien plus grande que celle d'une embolie...

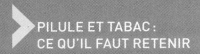

PILULE ET TABAC :
CE QU'IL FAUT RETENIR

- Fumer est problématique, mais être enceinte sans le vouloir l'est aussi.
- Avoir des rapports sexuels sans contraception expose à une grossesse non désirée et (parfois) à une IVG ; la probabilité d'une grossesse est beaucoup plus élevée que celle d'une complication hypothétique de la pilule (que la femme fume ou non).
- Le tabac est dangereux sur la durée ; les œstrogènes contenus dans certaines pilules sont dangereux sur des artères déjà fragilisées par le tabac mais non sur des artères ou des veines saines.
- Les artères et les veines vieillissent, comme le reste de l'organisme, et se fragilisent donc avec le temps.
- Les œstrogènes contenus dans les pilules combinées (mais aussi dans le timbre contraceptif et l'anneau vaginal contraceptif) ne sont dangereux chez la femme qui fume qu'après l'âge de 35 ans (ou quinze années de tabagisme), car il faut que les vaisseaux aient eu le temps d'être fragilisés par le tabac et par le vieillissement naturel, ce qui n'est pas le cas de 16 à 25 ans, âge où la plupart des femmes commencent leur vie sexuelle sans désir d'être enceintes.
- Avant 35 ans (ou quinze années de tabagisme), il est non seulement scientifiquement injustifié, mais de plus dangereux de refuser une pilule combinée (contenant des œstrogènes) à une femme qui fume, et en particulier aux adolescentes ; le risque premier pour elles est la grossesse non désirée, et non les complications de l'association pilule + tabac. Car même devant un refus de prescription, les adolescentes continuent à fumer et à avoir des rapports sexuels.
- Prendre la pilule ET fumer de l'âge de 15 à 30-35 ans n'est pas plus dangereux pour les artères que fumer *SANS* prendre la pilule. (La pilule n'augmente pas le risque à cet âge-là.)
- Si un médecin ne veut pas prescrire une pilule combinée à une femme qui fume, il doit lui proposer une autre méthode : pilule progestative, DIU au cuivre ou hormonal, toutes méthodes qui peuvent être prescrites sans danger à une femme qui fume, quel que soit son âge.

il y a seulement trente ans, prédominaient chez les hommes, comme les cancers des voies aériennes et les maladies cardiovasculaires.

Une femme qui fume mais ne prend pas la pilule est beaucoup plus exposée à un infarctus du myocarde qu'une femme qui prend la pilule mais ne fume pas. Chez les femmes qui n'ont pas d'antécédents familiaux de maladies vasculaires, la consommation de cigarettes augmente considérablement le risque de troubles de la coagulation (phlébite et thrombose), surtout après 35 ans. En fait, les infarctus du myocarde qui surviennent chez les femmes prenant une pilule combinée ne frappent que les utilisatrices qui fument et ont plus de 35 ans.

La consommation de tabac constitue une contre-indication absolue à la prise d'une pilule combinée seulement à partir de l'âge de 35 ans, et pas avant.

C'est donc seulement à partir de l'âge de 35 ans, et pas avant, que la consommation de tabac constitue une contre-indication absolue à la prise d'une pilule combinée contenant de l'éthinylestradiol. En effet, l'œstrogène présent dans les pilules combinées est susceptible de favoriser la formation d'un caillot dans un vaisseau sanguin fragilisé par le tabac et le vieillissement naturel.

En revanche, une femme de 35 ans sans facteur de risque, qui n'a jamais fumé ou a cessé de fumer depuis dix ans, peut utiliser une pilule combinée jusqu'à l'âge de 50 ans! Et les pilules progestatives (qui ne contiennent pas d'éthinylestradiol) peuvent être prises à tout âge, que la femme fume ou non.

Est-il dangereux de prendre la pilule si ma mère ou ma tante a eu un cancer du sein?

Avant tout, il est utile de rappeler que le «risque» de cancer du sein est un calcul de probabilité, pas une certitude. Ainsi, le premier facteur de risque, c'est le temps: le nombre de cancers augmente avec l'âge des femmes.

À 30 ans, il est de 1 sur 2525 (1 femme sur 2525 aura un cancer du sein à 30 ans).

À 40 ans: 1 sur 217; à 50 ans: 1 sur 50.

À 60 ans: 1 sur 24; à 70 ans: 1 sur 14; à 80 ans: 1 sur 10.

Cela signifie (il ne faut pas l'oublier...) qu'à 40 ans 216 femmes sur 217 *n'ont pas* de cancer du sein. À 50 ans, 98 femmes sur 100 n'en ont pas non plus, etc.

L'augmentation du risque lié à la prise de pilule combinée est très faible : à 45 ans, on trouve 11 cancers chez 10 000 femmes ayant pris la pilule contre 10 cancers chez 10 000 femmes qui ne l'ont jamais prise. L'augmentation est donc de 1/10 000, ce qui est très faible. *De plus, cette augmentation de risque ne concerne que les femmes qui ont pris la pilule jusqu'à 40 ou 45 ans.* En revanche, lorsque les femmes cessent de prendre une pilule combinée à l'âge de 35 ans, le risque redevient identique à celui de la population générale.

Si j'ai plusieurs facteurs de risque cardiovasculaires, est-ce que je dois changer de pilule ?

Si vous avez plus de 35 ans ET si vous fumez OU si vous avez un autre facteur de risque (hypertension, antécédent familial d'accident cardiaque avant 60 ans), il est préférable d'arrêter une pilule combinée et d'utiliser une contraception sans œstrogène : DIU (hormonal ou au cuivre), implant progestatif (non offert au Québec) ou pilule progestative microdosée. Autant dire que vous n'êtes pas démunie...

Je n'ai aucun facteur de risque, mais mon médecin m'a tout de même fait doser le cholestérol et, comme il lui paraît trop élevé, il ne veut plus me prescrire ma pilule. Que dois-je faire ?

1) Lui demander de vous prescrire une pilule sans œstrogènes ou un implant, ou un DIU (pour ne pas rester sans contraception).

2) Lui faire lire ce chapitre et lui demander de mettre à jour ses connaissances sur le cholestérol.

3) S'il ne revient pas sur sa décision, changez de médecin. Un praticien qui ne veut pas réévaluer sa pratique au vu des connaissances scientifiques internationales ne mérite pas votre confiance.

Est-il nécessaire de subir un examen gynécologique, une cytologie de dépistage et un examen des seins pour prendre la pilule ?

Non. Lors des consultations pour prescription de pilule, certains médecins (gynécologues comme généralistes) imposent aux femmes un examen gynécologique (toucher vaginal), une cytologie de dépis-

.tage du cancer du col et un examen des seins. Or, pour l'ensemble de la communauté scientifique internationale, ces examens sont inutiles lors d'une première consultation chez les femmes en bonne santé, n'ayant aucun symptôme particulier, et consultant uniquement pour la prescription (ou le renouvellement) d'une contraception orale. Cela vaut également si la femme demande la pose d'un implant contraceptif, qui équivaut à une contraception orale par progestatifs seuls : pour se faire poser un implant, l'examen gynécologique est parfaitement inutile... Il n'est pas non plus indispensable de subir une cytologie de dépistage à des intervalles qui seraient excessivement rapprochés.

Dans un document datant de février 2003, l'IPPF (International Planned Parenthood Federation – Fédération internationale des associations de contrôle des naissances) a clairement énoncé des recommandations à ce sujet. En voici la synthèse (document téléchargeable en version française sur : http://www.ippf.org/downloads/Bulletin_FR/37_1_FR.pdf).

L'examen des seins
« La raison habituellement avancée pour justifier la palpation des seins ou l'examen pelvien avant prescription de la pilule ou de contraceptifs injectables est qu'ils permettent de vérifier l'absence d'affections qui contre-indiqueraient une contraception hormonale ou qui seraient aggravées par cette dernière. L'OMS a défini les critères médicaux dont il fallait tenir compte en cas d'utilisation d'une méthode contraceptive hormonale. Le cancer du sein en évolution est considéré comme une contre-indication à toutes les formes de contraception hormonale, car elles sont susceptibles de favoriser la progression de la maladie. Cependant, la plupart des femmes qui ont recours à la contraception hormonale sont jeunes et, dans ce groupe d'âge, le risque de cancer du sein est extrêmement faible. Au Royaume-Uni, seules 16 femmes sur 10 000 auront développé un cancer du sein à l'âge de 35 ans, et ce risque est probablement encore inférieur dans les pays en développement. [...] On ne peut que louer les interrogatoires des médecins visant à rechercher d'éventuels problèmes affectant les seins, mais on a pu établir

que la palpation par des professionnels de santé ne faisait pas baisser la mortalité imputable au cancer du sein. À l'issue d'un essai auquel ont participé des femmes âgées de 45 à 64 ans (soit un âge bien supérieur à celui de la plupart des utilisatrices de contraceptifs hormonaux), seules 2 % des patientes dirigées vers un spécialiste pour anomalie de l'examen des seins souffraient effectivement d'un cancer du sein. La sensibilité insuffisante de l'examen des seins en tant qu'outil de dépistage et la rareté de la maladie parmi les femmes jeunes font qu'il faudrait faire subir un examen clinique à 175 000 femmes âgées de 20 à 24 ans pour détecter un cas de cancer du sein. En tant que mesure de santé publique systématique, l'examen des seins ne se justifie donc nullement. Pourtant, certains cliniciens continuent de le recommander dans des cas particuliers – en partie parce que, indépendamment des résultats des données scientifiques récentes, la pilule est inextricablement liée au cancer du sein dans l'esprit de certaines femmes et que des examens réguliers des seins les rassurent. Malheureusement, le manque de sensibilité de ce type d'examen signifie qu'elles sont parfois rassurées à tort. En outre, si le résultat est anormal, elles éprouvent une grande inquiétude. Pratiquer un dépistage sur 175 000 femmes âgées de 20 à 24 ans aboutirait à 10 500 résultats positifs erronés (les examens donneraient un résultat anormal en l'absence de toute anormalité) pour un seul résultat positif correct. Enfin, nombre de femmes souhaiteraient qu'on leur épargne une palpation des seins – qui suscite une gêne bien compréhensible lorsqu'elle n'est pas absolument nécessaire. Ce type d'examen ne devrait donc être pratiqué que si les antécédents de la patiente le justifient.»

Rien ne justifie donc la palpation des seins chez une adolescente ou une femme de moins de 25 ans qui ne se plaint de rien !

L'examen gynécologique (« toucher » vaginal)
Pour quelles raisons fait-on subir un examen gynécologique aux femmes qui consultent en vue d'utiliser la contraception hormonale ? Les médecins le justifient parfois en arguant qu'il s'agit d'un moyen de détecter une maladie de l'utérus, des trompes ou des ovaires, une infection

sexuellement transmissible ou une grossesse. Or, pour l'Organisation mondiale de la santé (OMS), les affections suivantes, endométriose, fibromes utérins, tumeurs ovariennes bénignes, cancer de l'endomètre et cancer ovarien, et ectropion cervical n'interdisent pas une contraception hormonale, quelles que soient les circonstances, et même, dans les pays en développement, donnée par une personne ayant reçu une formation clinique limitée (une infirmière et non un médecin).

Les infections sexuellement transmissibles (y compris l'infection par le VIH) et l'infection génitale haute ne sont pas non plus des contreindications à la contraception hormonale. En effet, aucune de ces affections n'est aggravée par la contraception hormonale (pas plus que par la grossesse).

De plus, la plupart de ces affections s'accompagnent de symptômes que l'on peut détecter au simple interrogatoire de la femme, et cet interrogatoire devrait avoir lieu AVANT la prescription des contraceptifs hormonaux.

Ces affections sont-elles fréquentes parmi les femmes en âge de procréer, et l'examen gynécologique est-il l'outil le plus approprié pour procéder à ce diagnostic?

Non, pour les raisons suivantes:

- *Le grossissement de l'utérus ou des ovaires?* Les cancers de l'ovaire et de l'endomètre (paroi intérieure de l'utérus) sont des maladies qui frappent en priorité les femmes ménopausées. Donc, pas les utilisatrices de la pilule...

- *Les fibromes utérins?* Ils sont fréquents parmi les femmes en âge de procréer, surtout après 35 ans, mais dégénèrent très rarement en tumeurs malignes. Chez une femme qui ne présente aucun symptôme, la découverte d'un fibrome à l'examen clinique n'a pas d'incidence, d'autant plus que la contraception orale, en général, limite la croissance des fibromes.

- *Le cancer du col utérin?* Il doit être détecté au moyen de programmes de dépistage de routine par une cytologie. Actuellement les recommandations sont les suivantes: 1er examen au cours des trois premières années de vie sexuelle active ou à 21 ans. Par la suite, cet examen est fait annuellement, mais s'il est normal à trois reprises et que l'on a un partenaire stable, il peut être fait tous les trois ans. Si la cytologie est anormale, le suivi pourra être plus rapproché.

- *Les infections sexuellement transmissibles?* Elles sont fréquentes chez les jeunes femmes sexuellement actives, mais l'établissement des antécédents sexuels (multipartenariat, absence d'utilisation de préservatifs) et la présence de symptômes éventuels comme des «pertes» anormales permettent au médecin de déterminer lesquelles de ces femmes sont exposées à des risques particuliers et doivent faire l'objet d'un dépistage.

On peut déduire logiquement de ce qui précède que l'examen des seins et l'examen gynécologique sont absolument abusifs avant prescription d'une pilule contraceptive à une adolescente ou à une femme jeune en bonne santé qui ne se plaint de rien. Il est donc utile que les utilisatrices de pilule le sachent afin de refuser, poliment mais fermement, l'examen clinique présenté comme «condition» de la prescription de la pilule.

Les femmes seraient plus susceptibles de solliciter des conseils en matière de contraception si ces deux types d'examen, qui ne présentent que peu d'utilité sur le plan médical, cessaient d'être systématiques et n'étaient effectués que lorsque les antécédents médicaux de la patiente le justifient. Les praticiens qui y ont recours de façon systématique devraient se demander pourquoi ils continuent de le faire.

D'après les recommandations actuelles de l'OMS en matière d'utilisation des contraceptifs, *le seul examen médical nécessaire avant prescription d'un contraceptif hormonal est la mesure de la pression artérielle.* Les médecins prescrivent actuellement la pilule pour trois mois avec une visite de relance pour vérifier si la prise du contraceptif convient aux besoins de la patiente et ne lui cause pas d'effets secondaires. Si tout va bien, ils la prescrivent pour un an.

Quels sont les médicaments qui compromettent l'efficacité des pilules contraceptives?

Tous les médicaments qui circulent dans le sang sont «épurés» par les enzymes présentes dans le foie, ou par élimination par les reins, ce qui explique qu'il faut en renouveler régulièrement les prises (une fois par jour, par exemple). Or, certains médicaments (qu'on appelle des «inducteurs enzymatiques») accélèrent l'élimination des hormones sexuelles. Ils peuvent donc diminuer l'efficacité de **toutes** les pilules contraceptives (combinées ou progestatives), mais aussi celle de *l'implant* (voir p. 108). En voici la liste:

* *antituberculeux:* rifabutine (Mycobutin), rifampicine (Rifadin, Rifampine, Rofact);
* *médicaments de l'épilepsie:* phénobarbital (Phénobarbital), phénytoïne (Dilantin), primidone, carbamazépine (Tégrétol), topiramate (Topamax);
* *antiviraux utilisés en particulier dans le traitement du sida:* ritonavir, nelfinavir, efavirenz, névirafine.

En revanche, la plupart des *antibiotiques* utilisés dans des situations courantes n'interfèrent pas avec les pilules contraceptives.

Combien de temps faut-il attendre pour être enceinte après arrêt d'une pilule?

Il n'y a pas de danger à essayer d'être enceinte dès l'arrêt de la pilule, mais une grossesse ne débute pas toujours quand on l'attend. Dans 90% des cas, elle survient dans l'année qui suit l'arrêt de la contraception (donc, parfois 10 ou 12 mois après cet arrêt). Soyez patiente...

LE TIMBRE ET L'ANNEAU VAGINAL

DEUX SOLUTIONS DE RECHANGE À LA PILULE COMBINÉE

En quoi consistent ces méthodes? Comment agissent-elles?

Le *timbre* (*patch*) (marque: Evra) se colle sur la peau et contient une association œstrogène + progestatif similaire à celle d'une pilule combinée. Les deux hormones pénètrent dans le sang à travers la peau et non par le tube digestif.

L'*anneau vaginal* (marque: Nuvaring) est un anneau flexible en plastique poreux qui contient lui aussi une association œstrogène + progestatif. L'utilisatrice l'insère au fond du vagin et, à la chaleur du

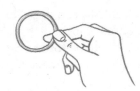

ANNEAU VAGINAL

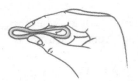

L'anneau vaginal est flexible.

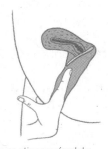

L'anneau se glisse au fond du vagin. Si vous ne le sentez pas une fois inséré, c'est qu'il est en place.

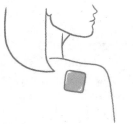

Le timbre peut être collé sur différentes zones de la peau (épaule, abdomen, bas du dos...).

TIMBRE

corps, les hormones qu'il contient se diffusent à travers la paroi vaginale et passent dans le sang.

Comment les utilise-t-on ?

Le timbre est efficace une semaine environ. L'utilisatrice en colle un par semaine, trois semaines sur quatre, sur le ventre ou sur les épaules ou au bas du dos (jamais près d'un sein). Elle ne met rien la quatrième semaine, et des saignements apparaissent. Elle est protégée pendant les quatre semaines (les trois semaines avec timbre et la semaine sans). Chaque boîte (pour un mois) contient trois timbres.

L'anneau est efficace pendant trois semaines. L'utilisatrice l'insère au fond du vagin, comme elle le ferait avec un tampon, et le garde pendant trois semaines. À la quatrième semaine, elle l'enlève et des saignements apparaissent. L'anneau doit être inséré le plus profondément possible dans le vagin, mais sa position n'a pas d'importance en soi. Ce qui importe, c'est qu'il tienne, et que l'utilisatrice ne le sente pas.

Quelle est leur efficacité ? Qu'est-ce qui peut compromettre cette efficacité ?

L'efficacité de ces dispositifs est la même qu'avec une pilule combinée, avec une sécurité supplémentaire : il est plus facile de se rappeler de mettre un timbre par semaine (on le voit sur soi...) que de prendre une pilule tous les soirs. Quant à l'anneau, on le porte toujours sur soi, en principe.

Ce qui peut compromettre l'efficacité de ces méthodes est essentiellement :

- *l'apparition d'effets secondaires* gênants similaires à ceux de la pilule (nausées, gonflement des seins, migraines, pertes; selon les fabricants, timbre et anneau sont «moins dosés» que les pilules, mais c'est évidemment une affirmation gratuite: tout dépend de la manière dont l'utilisatrice absorbe les hormones. Certaines utilisatrices peuvent avoir plus d'effets secondaires avec ces méthodes qu'avec leur pilule habituelle... et les interrompre, ce qui évidemment leur fera courir un risque de grossesse;

- *les médicaments* susceptibles d'inactiver les hormones sexuelles (voir p. 95);

- *les erreurs d'utilisation:* pour le timbre: le fait qu'il se décolle sans que l'utilisatrice s'en rende compte; pour l'anneau: le fait qu'il soit expulsé sans que l'utilisatrice s'en rende compte (après un rapport sexuel, par exemple). Évidemment, si le timbre se décolle, on peut en mettre un autre. Si l'anneau est expulsé, on peut le remettre en place. Et, comme pour la pilule combinée, les incidents de ce type sont surtout problématiques en début de mois: oubli de pose ou expulsion de l'anneau pendant les premiers jours qui suivent les règles; oubli de pose ou décollement d'un timbre pendant la première semaine d'utilisation. Quand le timbre ou l'anneau ont été utilisés plus d'une semaine, l'ovulation est endormie durablement et quelques heures sans l'un ou sans l'autre n'ont pas grande conséquence sur la sécurité contraceptive.

Quels sont les avantages du timbre et de l'anneau?

Ils peuvent remplacer une pilule combinée en procurant à l'utilisatrice un confort supplémentaire en raison de leur durée d'action.

Quels sont leurs inconvénients?

Ils ont les mêmes contre-indications que celles de la pilule combinée (voir p. 87). Le timbre est visible par le partenaire ou lorsque l'utilisatrice va à la piscine ou à la mer, par exemple; l'anneau vaginal doit être placé de manière à n'être senti ni par son utilisatrice ni par son ou ses partenaires sexuels.

Qui peut les utiliser? À qui sont-ils conseillés?

Toute femme pouvant utiliser une pilule combinée peut recourir à un timbre contraceptif ou à un anneau vaginal. Ils sont recommandés chez les femmes qui souhaitent une contraception simple d'emploi et qui ne veulent pas prendre de comprimés tous les jours, en particulier pour celles qui voyagent beaucoup. Ces méthodes sont également utiles de manière temporaire chez les femmes qui désirent partir en voyage pendant quelques semaines et ne souhaitent pas prendre de comprimés tous les jours.

Attention : Des études récentes semblent indiquer que le risque de phlébite (caillot dans un vaisseau) semble plus élevé avec le timbre Evra qu'avec des pilules combinées classiques. La Food and Drug Administration (FDA) américaine a donc émis à l'intention des praticiens un avertissement concernant le timbre... En pratique, cela signifie qu'il faut éviter le timbre en *première* contraception, chez une jeune femme dont on ne connaît pas la tolérance aux œstrogènes. Même si la phlébite n'a pas de caractère familial, le risque existe. Il est donc à mon avis déconseillé de *commencer* une contraception contenant des œstrogènes par le timbre Evra. Ce problème ne se pose plus si l'utilisatrice a déjà pris une pilule combinée pendant au moins deux ans, puisque la grande majorité des accidents thrombo-emboliques ont lieu pendant les deux premières années de prise des pilules contenant des œstrogènes.

> Il faut éviter le timbre en première contraception, chez une jeune femme dont on ne connaît pas la tolérance aux œstrogènes.

Qui ne peut pas les utiliser ?

Les femmes chez qui la pilule combinée est interdite pour des raisons médicales.

Comment se les procurer ?

Tant le timbre que l'anneau doivent être prescrits par un médecin. Ils sont vendus en pharmacie.

Si timbre et anneau agissent comme une pilule combinée, puis-je les utiliser dans le but de ne pas avoir de règles ?

Oui, bien sûr. Il suffit de mettre un timbre toutes les semaines (sans interruption) ou d'insérer un nouvel anneau à la place du précédent, toutes les trois semaines.

Est-ce que l'anneau et le timbre pourraient remplacer la pilule combinée?

Oui. Et au Québec les deux méthodes sont couvertes par l'assurance médicaments tant publique que privée.

LES MÉTHODES DE CONTRACEPTION DE LONGUE DURÉE (DIU, IMPLANT, INJECTABLES)

Dépourvus de contrainte (pas de comprimé à prendre, pas de suivi particulier en l'absence de symptômes), les dispositifs intra-utérins (DIU) et l'implant contraceptif sont les méthodes contraceptives les plus efficaces ET les plus confortables. Elles sont beaucoup moins souvent décrites, conseillées et prescrites que les pilules combinées, ce qui est bien regrettable, car leurs avantages sont nombreux. Les progestatifs injectables sont moins confortables, mais ils peuvent être utiles dans certains cas.

LES DIU (DISPOSITIFS INTRA-UTÉRINS, OU « STÉRILETS »)
En quoi consiste cette méthode? Comment agit-elle?
Le DIU, abréviation de «dispositif intra-utérin» (le terme de stérilet est impropre et devrait être abandonné, car un DIU ne rend pas stérile), est un dispositif contraceptif inséré dans l'utérus. Il en existe deux types.

Les DIU au cuivre
Ils mesurent 3,5 cm de long. Le plus souvent en forme de la lettre «T», ils sont composés de plastique portant du cuivre. Plus la surface de cuivre est grande, plus le DIU est efficace, car c'est le cuivre, en se diffusant dans l'utérus, qui est contraceptif: il inactive les spermatozoïdes.

La taille *short* est un DIU plus petit destiné aux femmes sans enfant, car leur utérus est plus petit que celles ayant déjà eu un enfant au moins.

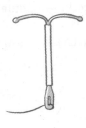

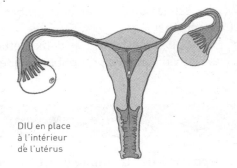

DIU hormonal Mirena

DIU en place
à l'intérieur
de l'utérus

Les DIU peuvent être laissés en place entre trois et cinq ans. Il n'est jamais urgent de les retirer. L'une des recommandations actuelles en matière de DIU stipule qu'un *DIU au cuivre* (n'importe lequel) *posé à une utilisatrice âgée de 40 ans ou plus et qui ne désire plus être enceinte peut être laissé en place jusqu'après la ménopause.*

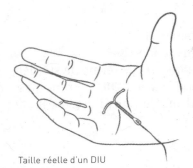

Taille réelle d'un DIU

Le DIU hormonal
Ce DIU (marque : Mirena) contient une hormone progestative libérée en petites quantités pendant cinq ans. Cette hormone a plusieurs effets intéressants :

* *un effet contraceptif :* elle épaissit les sécrétions du col («entrée» de l'utérus) et les rend infranchissables par les spermatozoïdes ;

* *des effets thérapeutiques :* le DIU hormonal diminue l'épaisseur de l'endomètre («paroi intérieure de l'utérus») et donc également la durée et le volume des règles ; certaines utilisatrices n'ont d'ailleurs pas de règles pendant cinq ans, ce qui n'a aucune incidence sur leur santé et ne compromet pas leur fertilité si elles désirent retirer le DIU et planifier une nouvelle grossesse ; le DIU hormonal atténue aussi les douleurs que certaines femmes ressentent au

moment des règles. Il diminue les saignements dont souffrent les femmes porteuses d'un petit fibrome.

Quels sont les DIU offerts au Québec?

Le NovaT (DIU au cuivre) et le Mirena (DIU hormonal).

Comment utilise-t-on un DIU?

Tous les DIU sont mis en place au cours d'une consultation ordinaire. Le médecin examine le vagin et le col (orifice) de l'utérus au moyen d'un spéculum. Après avoir passé une solution désinfectante pour éviter de contaminer l'utérus, il insère le DIU au moyen d'un tube d'insertion très fin. La pose d'un DIU demande quelques minutes. Si le médecin s'en donne les moyens, elle doit être indolore. Les utilisatrices peuvent prendre, deux heures avant la consultation, des anti-inflammatoires (ibuprofène, par exemple) afin d'éviter des «crampes» possibles au moment de la pose et dans les heures qui suivent.

Pour être efficace au plus tôt, le DIU hormonal doit être, de préférence, posé dans la semaine qui suit les règles.

Les DIU au cuivre, en revanche, sont efficaces dès leur pose. On peut les insérer jusqu'au 19e jour du cycle (ou cinq jours après la date théorique de l'ovulation). Leur efficacité permet également de les utiliser comme **contraception d'urgence.** Ils peuvent ainsi être insérés jusqu'à cinq jours après un ou plusieurs rapports sexuels non protégés..., puis laissés en place, ce qui assure une contraception ultérieure.

Le DIU peut être retiré à n'importe quel moment par un médecin. Il suffit pour cela de tirer sur le fil que l'on voit à l'entrée de l'utérus et qui est attaché au bout du DIU. Le fil est coupé très court par le médecin. Il faut laisser un fragment assez long pour être saisi avec une petite pince et retiré, mais suffisamment court pour ne pas gêner le ou les partenaires sexuels de l'utilisatrice.

Quelle est l'efficacité des DIU? Qu'est-ce qui peut compromettre cette efficacité?

La proportion de grossesses du TCu 380 A (le DIU au cuivre de référence) est de 0,5 % par an (½ grossesse pour 100 femmes par année d'utilisation, soit 1 grossesse pour 100 femmes sur 2 ans d'utilisation).

Le DIU hormonal est-il plus efficace que les DIU au cuivre?

Théoriquement, oui, mais on note une faible différence entre la fréquence des échecs des DIU au cuivre recouverts de 380 mm² de cuivre (0,8 % – 8 grossesses par an pour 1 000 utilisatrices) et celle du DIU hormonal (0,4 %). Tous deux sont beaucoup plus efficaces qu'une contraception par pilule (8 %). En fait, ce n'est pas l'efficacité théorique qui doit guider le choix d'un DIU, mais le confort recherché par l'utilisatrice. Si celle-ci désire avoir un effet thérapeutique sur des règles douloureuses, il vaut mieux qu'elle utilise un DIU hormonal. Si elle préfère avoir ses règles comme d'habitude et ne prendre aucune hormone, elle optera plutôt pour un DIU au cuivre.

Est-ce que des médicaments peuvent compromettre l'efficacité des DIU?

Non, on a affirmé, au Québec, que les anti-inflammatoires ou l'aspirine pouvaient diminuer l'efficacité des DIU, mais cela n'a jamais été démontré, y compris chez les femmes à qui on prescrivait des anti-inflammatoires au long cours. À l'heure actuelle, rien ne permet d'affirmer que les anti-inflammatoires (ou n'importe quel autre médicament) puissent diminuer la protection contraceptive que confère un DIU. De fait, la seule chose qui semble influencer l'efficacité d'un DIU est la surface de cuivre qui le recouvre (voir p. 99). Le DIU hormonal contient un progestatif, mais il semble qu'aucun des médicaments inactivant les contraceptions hormonales (voir p. 95) ne compromette son efficacité. Très vraisemblablement, cette sécurité d'emploi est liée au fait que l'hormone du DIU agit localement, sur l'utérus, avant de passer dans le sang et d'être éliminée par le foie. Elle ne peut donc pas être inactivée par d'autres médicaments.

Ma mère ou l'une de mes amies a été enceinte avec un DIU. Est-ce une méthode fiable?

Oui. *On entend surtout parler des échecs de contraception, pas des réussites.* De plus, les échecs de pilule sont bien plus nombreux (dix fois plus), mais, comme ils sont le plus souvent dus à une erreur de prise, on ne les attribue pas à la contraception elle-même mais à l'utilisatrice. Le DIU est, avec l'implant, l'une des deux méthodes contraceptives les plus efficaces, et ce, sans risque d'oubli.

Pendant combien de temps puis-je garder mon DIU?

À la fin de la consultation de pose du DIU, le médecin doit vous remettre une petite fiche (ou une carte) portant le nom du modèle, la date de pose et la date à laquelle vous devez éventuellement le faire changer. Les DIU au cuivre peuvent être laissés en place très longtemps. Le TCu 380 A est agréé pour être laissé jusqu'à 10 ans, et les autres DIU au cuivre peuvent sans problème être gardés au moins 5 ans, voire plus, car le cuivre est efficace pendant très longtemps (jusqu'à 8 ans). Il n'est jamais urgent de changer un DIU au cuivre.

Tout DIU au cuivre, posé après 40 ans, peut être laissé en place jusqu'à ce que l'utilisatrice soit ménopausée, c'est-à-dire, parfois, après l'âge de 50 ans! Le DIU hormonal Mirena doit, en revanche, être changé après 5 ans, car, au-delà, l'hormone qu'il contient a été éliminée.

Attention: Si vous voulez vous faire poser un autre DIU après celui que vous portez, exigez que le médecin effectue le retrait de l'un et la pose de l'autre au cours de la même consultation! Les grossesses survenant «entre deux DIU» sont en effet fréquentes... Si le médecin pense qu'il faut retirer le DIU et attendre avant d'en poser un autre (mais il doit avoir une bonne raison médicale pour cela), ne quittez pas son cabinet sans qu'il vous ait prescrit une contraception temporaire.

Si je n'ai pas d'enfant, puis-je me faire poser un DIU?

Oui. L'Organisation mondiale de la santé et la Fédération internationale de planification familiale ont toutes deux déclaré que, même chez les femmes de moins de 20 ans, qu'elles aient eu ou non des enfants, les avantages d'un DIU outrepassent largement ses inconvénients. La FDA américaine autorise désormais les DIU chez les jeunes filles à partir de l'âge de 16 ans. La Haute Autorité de Santé française indiquait dans ses recommandations de 2004 que le DIU peut être utilisé comme première contraception – donc, pour les jeunes femmes qui commencent leur vie sexuelle. Il n'y a aucune raison de refuser un DIU à une femme qui le demande, à partir du moment où il n'existe aucune contre-indication.

Le DIU peut être utilisé comme première contraception.

Mon médecin me refuse la pose d'un DIU ? Pourquoi ?

Si vous n'avez pas de contre-indication formelle, en principe, il ne devrait pas refuser ! Malheureusement, les gynécologues et les généralistes refusent souvent de poser des DIU aux femmes sans enfant, sans aucun motif médical valable. En général, ils avancent que le DIU peut provoquer des infections graves qui menacent la fertilité des femmes. Or, c'est faux. Ce sont les infections sexuellement transmissibles qui provoquent ces complications, et les IST sont transmises par les partenaires sexuels, non par les DIU.

Certains médecins prétendent qu'il faut avoir un certain âge, ou bien qu'il faut déjà avoir eu des enfants pour utiliser un DIU, voire qu'il est « interdit » de poser un DIU aux femmes sans enfant. C'est faux.

Quels sont les avantages des DIU ?

L'un des plus grands spécialistes internationaux de la contraception, le médecin britannique John Guillebaud, considère que les DIU au cuivre constituent la méthode la plus proche de la contraception idéale : pas de contrainte, retour immédiat à la fécondité (dès le retrait du DIU), fiabilité très grande, très peu d'effets secondaires (aucun effet hormonal !), durée d'efficacité très longue, pas de suivi particulier... Ce à quoi il faut ajouter les avantages thérapeutiques du DIU hormonal. *Cette méthode, lorsqu'elle est adoptée*, est la plus confortable juste après une grossesse ou entre deux grossesses (les DIU n'interfèrent pas avec l'allaitement), mais aussi lorsqu'on décide de ne plus avoir d'enfants, à long terme ou définitivement. Les DIU au cuivre sont la méthode de choix pour les femmes qui ne peuvent pas ou ne veulent pas utiliser de contraception hormonale. Le DIU hormonal est la méthode de choix pour les femmes qui ont besoin d'un traitement hormonal, mais qui désirent en limiter les effets, car l'hormone du DIU Mirena se diffuse surtout dans l'utérus, et beaucoup moins dans le reste du corps que les hormones en comprimés ou celles de l'implant.

Quels sont les inconvénients des DIU?

Ils varient selon les utilisatrices. Les DIU au cuivre peuvent allonger ou augmenter le flux des règles. Chez des femmes dont les règles sont courtes et peu abondantes, la différence est *Les DIU au cuivre constituent la méthode la plus proche de la contraception idéale.* souvent imperceptible. Dans le cas de règles déjà abondantes, en revanche, cela peut s'avérer gênant, et justifier plutôt le recours à un DIU hormonal.

Même si la diffusion de l'hormone contenue dans le DIU hormonal est moindre et concerne moins de femmes que la diffusion hormonale des comprimés ou de l'implant, ce DIU peut avoir les mêmes effets secondaires que toutes les contraceptions contenant des progestatifs : saignements répétés (*spotting*) ou, au contraire, disparition des règles (ce qui n'est pas grave, mais peut inquiéter), prise de poids, poussée d'acné, peau grasse.

Qui ne peut pas l'utiliser?

Essentiellement, les femmes ayant une malformation utérine (éventualité rare) ou un gros fibrome (le DIU ne pourra pas être inséré) et celles dont le col (orifice) de l'utérus est trop large en raison d'accouchements multiples ou difficiles (le DIU risque d'être expulsé).

Où puis-je trouver un médecin (gynécologue ou généraliste) qui accepte de me poser un DIU (ou le DIU que je demande)?

Voici quelques pistes (à essayer dans cet ordre) si votre médecin habituel ne veut pas vous poser un DIU :

1) Demandez à votre médecin de famille (généraliste) de vous indiquer un gynécologue qui accepte de poser les DIU aux femmes sans enfant (s'il les pose aux femmes sans enfant, il en pose à toutes les femmes qui le demandent).

2) Contactez le CLSC, la clinique d'avortement ou la clinique de dépistage d'ITS la plus proche de chez vous et demandez-leur l'adresse d'un médecin qui, dans leurs locaux ou à son cabinet privé, pose des DIU.

QUELQUES QUESTIONS BRÛLANTES AU SUJET DES DIU

Puis-je porter un DIU si j'ai plusieurs partenaires sexuels ?

Oui, si vous utilisez systématiquement des préservatifs et êtes régulièrement suivie. La présence du DIU n'augmente pas en elle-même le risque de contracter une IST ni de majorer le risque de complications des IST. Une étude de 1998 a montré que même les femmes séropositives au VIH peuvent parfaitement recourir au DIU en guise de contraception. (La diminution de la durée et de la quantité des règles avec un DIU hormonal réduit théoriquement aussi le risque qu'une femme contamine ses partenaires pendant ses règles.) Le progestatif contenu dans le DIU Mirena épaissit les sécrétions du col de l'utérus et empêche le passage des spermatozoïdes ; le passage est donc également bloqué pour certaines bactéries (qui ont la même taille que les spermatozoïdes).

Si vous avez plusieurs partenaires sexuels et désirez utiliser un DIU, la seule précaution à prendre est de vérifier que vous n'êtes pas porteuse d'une IST silencieuse. Demandez au médecin que vous consultez pour la pose d'un DIU de vous faire des tests à la recherche d'IST. Si vous êtes porteuse d'une infection à *Chlamydiae*, il suffira de la traiter avant de vous faire poser le DIU.

La notion selon laquelle le DIU « empêche la nidation » (c'est-à-dire empêche l'implantation d'un embryon dans la paroi de l'utérus) est scientifiquement fausse.

On dit que le DIU empêche la nidation de l'embryon. Si c'est vrai, leur effet contraceptif n'est-il pas en réalité un effet abortif ?

En l'état actuel des connaissances, la notion selon laquelle le DIU « empêche la nidation » (c'est-à-dire empêche l'implantation d'un embryon dans la paroi de l'utérus) est scientifiquement fausse, ce qui a été montré simplement :

1) Les premiers DIU, en plastique, n'étaient pas très efficaces ; quand on a eu l'idée de leur ajouter du cuivre, ils le sont devenus. On a alors diminué la taille des DIU, tandis que la surface de cuivre, elle, augmentait.

2) Le cuivre est toxique pour les spermatozoïdes *avant* fécondation : on l'a montré en recherchant, après rapport sexuel, des

spermatozoïdes dans l'utérus des femmes porteuses d'un DIU au cuivre ; les recherches ont été négatives, car ils ont été détruits par les ions de cuivre qui se diffusent dans les sécrétions utérines et vaginales.

3) Si un DIU au cuivre provoquait un « mini-avortement », les utilisatrices de DIU auraient, régulièrement (chaque fois qu'elles sont fécondées, donc pour certaines, chaque mois !), un retard de règles indiquant un début de grossesse, puis des hémorragies très abondantes accompagnant l'embryon « éliminé » par le DIU. Or, il n'en est rien : en présence d'un DIU, les règles suivent leur rythme naturel (ce qui ne serait pas vrai si les femmes étaient enceintes, puis « avortaient » à cause du DIU). Quand une grossesse se produit avec un DIU, le plus souvent, elle « tient », et nombre de ces grossesses se poursuivent normalement jusqu'à terme, même si le DIU n'est pas retiré. Cela prouve bien que le DIU n'est pas abortif.

4) Le DIU hormonal Mirena n'agit pas comme les DIU au cuivre : l'hormone qu'il contient épaissit les sécrétions du col utérin (comme le fait la pilule, ou comme cela se passe pendant la grossesse) ; cela empêche le passage des spermatozoïdes, et donc la fécondation.

Lorsqu'une grossesse se produit avec un DIU, que faut-il faire ? Peut-on poursuivre la grossesse ?

Lorsqu'une grossesse se produit malgré un DIU, il est préférable de retirer le DIU, si les fils en sont encore visibles. En effet, la présence du DIU augmente le risque de fausse couche au premier trimestre ou d'accouchement prématuré en cours de grossesse. Si le DIU reste en place et si la grossesse se déroule sans encombre (ce qui est très souvent le cas), la présence du DIU, qu'il soit au cuivre ou hormonal, n'entraîne pas d'anomalies du développement ni de malformation du fœtus.

Lorsqu'une grossesse se produit malgré un DIU, il est préférable de retirer le DIU.

Combien de temps faut-il attendre pour être enceinte après le retrait d'un DIU ?

Il n'y a pas de danger à être enceinte dès le retrait du DIU.

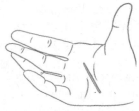

Taille réelle de l'implant

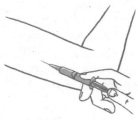

Il s'insère au moyen
d'une seringue spéciale.

IMPLANT

L'implant contraceptif*

En quoi consiste cette méthode? Comment agit-elle?

L'implant est un réservoir en matière plastique souple, aussi long mais plus fin qu'une allumette, contenant un progestatif (le même que dans la pilule progestative Norplant).

Comment l'utilise-t-on?

On insère l'implant sous la peau du bras au moyen d'une aiguille creuse, exactement comme lorsqu'on met un cathéter dans une veine pour passer un goutte à goutte. Contrairement au goutte à goutte, l'implant, une fois glissé sous la peau, est invisible et indolore. Avant la pose, le médecin prescrit à l'utilisatrice une crème anesthésique (celle qu'on met sur la peau des bébés avant de leur faire une prise de sang), de manière que l'insertion de l'implant soit indolore. Le jour où la femme veut le faire enlever, le médecin anesthésie de nouveau la peau au moyen d'une anesthésie locale, puis il pratique une toute petite incision sur la peau au-dessus de l'implant qu'il retire avec une pince. Il peut en remettre un second au même endroit si la femme le désire. L'incision est refermée par des bandelettes collantes que l'on laisse en place quelques jours jusqu'à cicatrisation.

L'implant contraceptif est efficace à 99 %, au minimum.

L'implant est efficace pendant cinq ans, mais il peut être retiré plus tôt si l'utilisatrice le désire. Il n'est pas remboursé par l'assurance médicaments.

---

* Rappelons que cette méthode contraceptive n'est pas encore offerte au Québec.

Quelle est son efficacité? Qu'est-ce qui peut compromettre cette efficacité?

Une fois l'implant en place, l'hormone qu'il contient se diffuse directement dans le sang et fait croire, comme le font les pilules contraceptives, au corps de la femme qu'elle est déjà enceinte. L'implant contraceptif est efficace à 99 %, au minimum. Les grossesses sous implant sont très rares. Les effets de l'implant peuvent être contrecarrés par les médicaments qui inactivent les autres méthodes hormonales (voir p. 95).

Quels sont ses avantages?

Efficacité, fiabilité, durée (cinq ans) et simplicité d'utilisation (pas de suivi, pas de précaution particulière à prendre). L'implant est facile et rapide à poser, discret à porter, et – quand il a été bien posé – facile et rapide à retirer. Si l'utilisatrice le tolère bien et désire le renouveler, on insère le suivant dans la même zone que le premier, juste après l'avoir retiré.

Quels sont les inconvénients de l'implant?

La tolérance de l'implant peut être excellente, mais il faut connaître les trois principaux effets secondaires possibles. Ces effets secondaires ne surviennent pas chez toutes les utilisatrices, mais elles devraient toutes en être prévenues.

Premier inconvénient (prévisible, car il touche préférentiellement certaines femmes): la prise de poids. Comme toutes les contraceptions hormonales, l'implant reproduit l'état hormonal de la grossesse. Les femmes qui ont tendance au surpoids (ou qui sont en surpoids et désirent perdre du poids) et celles qui ont pris beaucoup de poids (+ de 15 kg) pendant une précédente grossesse sont les plus susceptibles de prendre du poids avec un implant. De plus, l'implant est efficace moins longtemps chez les femmes en surpoids. Quand l'utilisatrice pèse plus de 70 kg, on lui recommande de changer l'implant plus tôt (au bout de 24 à 30 mois, et non après 3 ans).

Deuxième inconvénient (prévisible, car il touche aussi certaines femmes): l'acné. Les femmes ayant (ou ayant eu, par le passé) une acné importante risquent une poussée d'acné plus ou moins prolongée avec un implant. L'hormone qu'il contient (la même que la pilule Cérazette) a des effets «androgéniques» (proches des hormones masculines), qui favorisent l'acné. Bien sûr, *l'utilisation d'un implant n'empêche pas d'entreprendre un traitement de cette acné*. Ainsi, une femme qui entreprend un traitement par l'isotrétinoïne, le traitement le plus puissant utilisé contre les acnés sévères, doit disposer d'une contraception parfaitement fiable, car l'isotrétinoïne peut provoquer des malformations du fœtus. On ne le prescrit donc que si l'on est certain de l'absence de grossesse pendant toute la durée du traitement. L'implant étant l'une des méthodes contraceptives les plus efficaces dont nous disposons, il peut parfaitement être utilisé dans ce cas-là : il n'empêchera pas le traitement de l'acné d'être efficace. En revanche, il n'est pas recommandé quand on a souffert d'une acné qui s'est améliorée avec une pilule à «climat œstrogénique».

L'implant n'est pas recommandé quand on a souffert d'une acné qui s'est améliorée avec une pilule à «climat œstrogénique».

Troisième inconvénient (imprévisible) : *les irrégularités du cycle.* L'implant met le cycle de la femme au repos, mais toutes les femmes n'ont pas la même manière de réagir à cet effet. On distingue trois cas de figure :

- *l'absence de règles* pendant la plus grande partie des trois années d'utilisation ; l'utilisatrice peut trouver cette absence de règles très confortable, mais elle peut aussi en être très angoissée si elle n'a pas été prévenue. L'absence de règles est le signe que l'implant est très efficace, comme l'est l'absence de règles chez une femme qui prend sa pilule sans interruption. Entre 20 et 30 % des utilisatrices d'implant n'ont pas de règles pendant la plus grande partie des trois années d'utilisation ;

- *la survenue de règles régulières ou moins fréquentes que d'habitude ;* beaucoup d'utilisatrices ont des règles au moment où elles les attendent d'habitude, ou un peu moins souvent (tous les deux ou trois mois) ; elles sont parfois très courtes (moins d'une journée), parfois longues (une dizaine de jours). De 50 à 60 % des femmes sont dans ce cas ;

- *des saignements très fréquents, surtout pendant les six premiers mois de pose de l'implant.* Ce phénomène s'explique par le fait qu'au début du port de l'implant la quantité de progestatif libérée dans le sang est très importante (environ le double de ce qu'elle sera à la fin de la troisième année d'utilisation). À fortes doses, le progestatif a pour effet non seulement d'endormir l'ovulation, mais aussi d'amincir l'endomètre (la paroi intérieure de l'utérus) de manière importante. De ce fait, l'endomètre saignote fréquemment, ce qui est au minimum très gênant, au pire très fatigant si les saignements sont importants. De 10 à 20 % des utilisatrices d'implant sont dans ce cas.

Ces trois situations ne compromettent pas l'efficacité de l'implant : la contraception est assurée.

Dans les deux premiers cas, si l'utilisatrice n'est pas gênée, il n'y a rien à faire. Lorsqu'en revanche les saignements sont très fréquents ou quasi quotidiens, il peut être nécessaire de consulter un médecin. À l'heure actuelle, il existe deux méthodes pour combattre ces saignements et passer le cap des six premiers mois d'utilisation, après lesquels les choses se stabilisent :

- prendre de l'ibuprofène (anti-inflammatoire en vente libre), à raison de 2 comprimés à 100 mg 3 fois par jour pendant 5 à 7 jours, chaque fois que des saignements apparaissent ;
  ou
- demander à votre médecin de vous prescrire une pilule combinée qui sera prise pendant deux ou trois mois en plus de l'implant. Dans ce cas, la pilule n'aura pas pour fonction d'être contraceptive (l'implant sera toujours là...), mais de « stabiliser » l'endomètre en apportant des œstrogènes.

Quand les saignements répétés persistent malgré ces deux traitements, il faut malheureusement retirer l'implant et opter pour une autre contraception.

Qui peut utiliser un implant? À qui la méthode est-elle conseillée?

En dehors des femmes susceptibles de souffrir des deux premiers effets secondaires (prise de poids, acné), l'immense majorité des femmes peuvent opter pour un implant. Le progestatif qu'il contient est sans danger pour la santé. Il peut être utilisé par des adolescentes (qui veulent une contraception discrète ou moins contraignante que la pilule) ou par des femmes de plus de 45 ans, par des femmes ayant un handicap ou par des femmes qui fument. Il est bien entendu conseillé quand on veut une contraception de longue durée sans surveillance particulière : pas de comprimés à prendre, pas de consultation annuelle (une cytologie de dépistage, tous les 3 ans, à partir de 25 ans, suffit largement...). L'implant est aussi la contraception de choix pour les femmes atteintes de handicap moteur (qui contre-indique les œstrogènes), de troubles de la compréhension ou de troubles du comportement. La pose de l'implant est aussi facile qu'un rappel de vaccin (et beaucoup moins stressante que la pose d'un DIU). Elle est beaucoup moins contraignante que les injections de progestatifs (voir p. 114).

> L'immense majorité des femmes peuvent opter pour un implant.

Qui ne peut pas l'utiliser?

En dehors des situations citées dans le paragraphe précédent, l'implant est déconseillé aux femmes qui prennent l'un des traitements énumérés à la page 95. Ces traitements risquent, en effet, d'inactiver les hormones de l'implant. Le seul «échec» d'implant qu'il m'ait été donné de voir en cinq ans d'expérience de ce mode de contraception concernait une jeune femme épileptique dont le traitement était compatible avec la pose d'un implant. Malheureusement, pendant qu'elle le portait, un neurologue peu consciencieux a modifié son traitement antiépileptique et lui a prescrit un médicament inducteur enzymatique sans prendre la précaution de l'interroger sur sa contraception.

Comment se procurer un implant ?

Le plus difficile n'est pas de se procurer un implant (on l'achète en pharmacie, sur ordonnance de n'importe quel médecin), mais de se le faire poser. Nombreux sont, en effet, les médecins généralistes qui n'ont pas appris à poser des implants (le geste est pourtant simple) et nombreux également sont les gynécologues qui refusent d'en poser (ou acceptent de les poser, mais ne veulent pas les retirer !) parce qu'ils ont des préjugés à l'égard de la méthode ou n'en ont pas l'expérience.

Si vous voulez vous faire poser un implant, le plus logique est de procéder comme toute contraception et d'aller voir les praticiens les plus susceptibles de connaître toutes les méthodes.

QUELQUES QUESTIONS BRÛLANTES AU SUJET DE L'IMPLANT

J'ai entendu dire que le retrait d'un implant était difficile. Qu'en est-il ?

Le retrait n'est difficile que si l'implant est posé trop profondément, ou si l'utilisatrice est un peu forte et si le médecin essaie de l'enlever alors qu'il ne le sent pas. Si le médecin ne sent pas l'implant sous la peau, il demande qu'on le localise par échographie. (L'implant ne se voit pas à la radio, mais très bien à l'échographie.) Une fois localisé, il est facile à enlever. Il arrive qu'on ne le retrouve pas du tout, mais c'est rare, et il n'y a pas de danger à le laisser en place. Si vous désirez être enceinte, vous devez évidemment attendre que l'effet de l'implant s'épuise. Si vous ne souhaitez pas de grossesse, vous pouvez mettre un autre implant et laisser l'implant vide en place. Il est constitué de plastique inerte et ne peut pas entraîner plus de problèmes que lorsqu'il était rempli d'hormones !

Est-ce que le fait de ne pas avoir de règles pendant trois ans présente un danger ?

Pas plus que le fait de n'avoir pas de règles parce qu'on prend la pilule en permanence ou parce qu'on est enceinte en permanence. Le fait d'avoir des règles tous les mois n'a rien de « normal ». Ce n'est devenu « normal » (parce que les médecins l'avaient décidé) qu'au début du xxe siècle...

Est-ce qu'il est possible de se faire poser plusieurs implants l'un après l'autre?

Oui. Il suffit d'insérer le nouvel implant à la place du précédent. S'il est bien toléré pendant trois ans, il le sera très probablement pendant encore trois ou six ans, comme une pilule contraceptive.

Combien de temps faut-il attendre pour être enceinte après le retrait de l'implant?

Il n'y a pas de danger à être enceinte juste après le retrait de l'implant.

LES PROGESTATIFS INJECTABLES

En quoi consiste cette méthode? Comment agit-elle?

Des progestatifs «retard» sont injectés par piqûre toutes les huit semaines. Pendant ces huit semaines, la contraception est assurée.

Comment l'utilise-t-on?

Lorsque les intervalles d'injection sont respectés, leur efficacité est de 99%.

Il existe un produit disponible au Québec: Dépoprovéra. Pour être efficaces, évidemment, les injections doivent être faites à intervalles réguliers qui ne dépassent pas la durée théorique d'utilisation.

Quelle est son efficacité? Qu'est-ce qui peut compromettre cette efficacité?

Lorsque les intervalles d'injection sont respectés, l'efficacité est de 99% (moins de 1% d'échecs). Cette efficacité augmente avec l'âge de l'utilisatrice et peut être compromise par les médicaments énumérés à la page 95.

Quels sont les avantages et inconvénients des progestatifs injectables?

Les progestatifs injectables peuvent avoir les mêmes effets indésirables que l'implant (voir p. 109). Selon moi, ils n'ont donc pas d'avantage par rapport à un DIU ou à un implant, qui peuvent tous deux être retirés s'ils sont mal tolérés. Ils n'ont d'intérêt que si l'utilisatrice préfère cette forme d'administration plutôt que les deux autres. De plus, l'élimination de l'hormone peut être plus longue après injection, ce qui est susceptible de retarder l'éventualité d'une grossesse lorsque l'utilisatrice désire être enceinte et suspend la contraception.

Qui peut l'utiliser ? À qui la méthode est-elle conseillée ?

Personnellement, je la prescris et la conseille peu, car, comparée aux autres méthodes existantes, elle n'est ni aussi pratique ni aussi confortable. Mais de nombreux médecins l'ont longtemps proposée (ou imposée) aux patientes souffrant d'un handicap profond ou d'une maladie psychiatrique. Cela me paraît injustifié aujourd'hui, étant donné l'existence de l'implant qui agit de la même manière, mais pendant beaucoup plus longtemps.

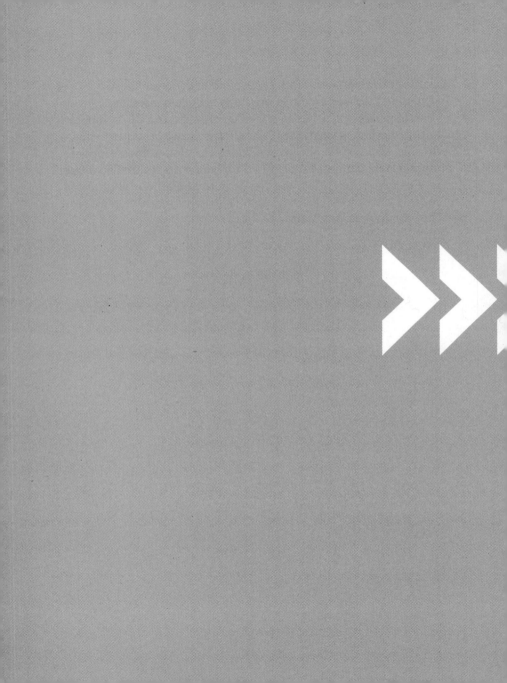

QUELLE CONTRACEPTION ?
QUAND ? COMMENT ?

1 ▸ QUELLE CONTRACEPTION DOIS-JE UTILISER SI...

... J'AI MOINS DE 25 ANS ?

En dehors des quelques contre-indications de la **pilule combinée** (voir p. 71), rares à cet âge, toutes les méthodes sont envisageables (oui, y compris un **DIU** ou un **implant**, et même si vous êtes mineure). La meilleure méthode sera celle que vous choisirez en connaissance de cause, en fonction de votre profil personnel. Si vous avez des règles abondantes et douloureuses, une pilule, un DIU hormonal ou un implant seront plus confortables qu'un DIU au cuivre. DIU et implant sont plus discrets et sûrs qu'une pilule (qu'il faut prendre chaque jour, qui se voit, qu'il faut aller chercher à la pharmacie tous les trois mois). Si vous avez plusieurs partenaires sexuels (ou un partenaire qui a d'autres partenaires sexuelles que vous), il vaut mieux utiliser, *en plus*, des préservatifs, pour prévenir les IST (infections sexuellement transmissibles). Mais le préservatif à lui seul est insuffisant pour assurer la contraception (voir p. 36).

... J'AI DE L'ACNÉ ?

Certains progestatifs présents dans les pilules combinées ont tendance à aggraver ou accentuer l'acné, au moins dans un premier temps. En revanche, de nombreuses pilules à « climat œstrogénique » (voir p. 83 et 84) – malheureusement non remboursées – peuvent avoir un effet bénéfique. Il y a cependant deux « contraceptions » qui, *a priori, ne devraient pas être utilisées d'emblée* par une femme qui a de l'acné :

Yasmin n'a pas d'avantage particulier par rapport à d'autres pilules à « climat œstrogénique », mais comporte un risque de phlébite ou d'embolie pulmonaire imprévisible, supérieur à celui des autres pilules de ce type. Elle ne fait pas non plus « perdre du poids », contrairement à ce que le fabricant laisse entendre aux médecins (voir p. 121).

Diane (voir p. 85) *n'est pas autorisée comme contraception au Québec;* Diane contient de la cyprotérone... Or, la cyprotérone est un antiandrogène, autrement dit, une hormone qui s'oppose aux effets des hormones masculines que certaines femmes « fabriquent » en trop grande quantité. Elle est, en principe, utilisée principalement pour traiter... les hommes qui souffrent de cancer de la prostate (cancer sensible aux hormones masculines), mais aussi pour traiter les femmes qui ont des signes d'« hyperandrogénie » (excès d'hormones masculines).

Ces signes sont : l'hirsutisme (excès de pilosité sur tout le corps) ou au contraire perte de cheveux sur les tempes (comme un homme...); une irrégularité importante du cycle liée à un mauvais fonctionnement des ovaires, et parfois responsable d'une infertilité; l'acné (parfois, mais pas toujours).

Toutes les femmes qui ont de l'acné n'ont pas une « hyperandrogénie ». Traiter systématiquement les acnés féminines par une hormone antiandrogène est excessif et dangereux. En effet, la cyprotérone (Diane) a des effets secondaires préoccupants : fatigue, baisse de la libido (ce sont les androgènes qui stimulent la libido, même chez les femmes...), perte de cheveux, maux de tête, élévation de la pression artérielle, troubles de la circulation veineuse ou phlébite..., prise de poids. De plus, si une grossesse survient pendant la prise de cyprotérone (Diane), une malformation du fœtus est possible : s'opposant aux hormones masculines, la cyprotérone peut féminiser un fœtus mâle.

Nombreux sont les gynécologues et les dermatologues qui utilisent Diane associé à un œstrogène pour traiter l'acné. Ce traitement est abusif et inadapté. Seules les femmes souffrant d'hyperandrogénie vraie devraient prendre de la cyprotérone. Si l'acné est isolée, il est plus logique et moins risqué d'utiliser une pilule « à climat œstrogénique » (voir p. 85) associée à un traitement adapté de l'acné.

... J'AI DES RÈGLES DOULOUREUSES ET ABONDANTES OU UN SYNDROME PRÉMENSTRUEL IMPORTANT ?

Beaucoup d'adolescentes ont d'emblée des règles douloureuses et abondantes. D'autres femmes, moins nombreuses, souffrent de syndrome prémenstruel (douleurs des seins, rétention d'eau dans les jambes, irritabilité). L'utilisation d'une pilule combinée ou d'un implant peut suffire à mettre les fluctuations hormonales au repos et à faire disparaître ces symptômes, en partie ou entièrement. Si vous souffrez « seulement » de règles douloureuses et abondantes, une **pilule combinée**, une **pilule progestative** ou, mieux encore, un **DIU hormonal** diminueront la durée et les douleurs des règles.

... J'AI DES KILOS À PERDRE ?

La première précaution consiste à éviter les méthodes susceptibles de faire prendre du poids ou d'empêcher d'en perdre (l'implant, en particulier...). La méthode contraceptive la plus logique à utiliser en cas de surpoids est le DIU au cuivre : il ne délivre pas d'hormones et ne modifie pas le cycle. Et vous pouvez suivre le régime que vous voulez.

Attention : Aucune pilule ne fait perdre du poids. Yasmin a été lancée dans certains pays comme étant une pilule « qui faisait perdre du poids ». Il n'en est rien. En réalité, elle contient une molécule qui a un *effet diurétique :* elle fait perdre de l'eau et du sel aux femmes qui ont tendance à faire de la rétention d'eau en fin de cycle (juste avant les règles). Elle n'a donc d'intérêt que pour ces femmes-là, car le « poids » dont vous voulez vous débarrasser n'est pas lié à une rétention d'eau. Ne demandez donc pas « la pilule qui fait perdre du poids » à votre médecin, car, en outre, Yasmin provoquerait plus d'accidents vasculaires (phlébites et embolies pulmonaires) que les autres pilules...

... J'AI DES RAPPORTS SEXUELS PEU FRÉQUENTS ?

Quelle que soit la raison (célibat, veuvage ou, tout simplement, par choix ou du fait des circonstances de la vie), les méthodes contraignantes que sont les pilules (combinées ou progestatives) risquent de vous peser. Un **DIU** (au cuivre ou hormonal) ou un **implant** seront bien plus pratiques, plus sûrs que les méthodes naturelles et plus fiables que le diaphragme ou la cape cervicale. Si vous ne désirez pas utiliser de méthode de contraception permanente (DIU ou implant), ayez toujours chez vous des **préservatifs** (masculins ou féminins) et une **contraception d'urgence hormonale** (voir p. 54).

... JE VIENS D'AVOIR UN RAPPORT SEXUEL NON PROTÉGÉ ?

Utilisez une **contraception d'urgence hormonale** (voir p. 54). Si vous voulez être vraiment tranquille, demandez à votre médecin de vous poser un **DIU au cuivre** (voir p. 99), qui constitue une contraception d'urgence efficace et qui protégera aussi par la suite.

... J'AI PLUSIEURS PARTENAIRES SEXUELS ?

Toutes les méthodes sont possibles en cas de partenaires sexuels multiples, mais les **préservatifs,** EN PLUS d'une méthode efficace, sont vivement conseillés, pour éviter la contamination par une IST. Si vous ne voulez absolument pas être enceinte, les méthodes les plus efficaces sont indubitablement les **DIU (au cuivre ou hormonal)** et l'**implant.**

... JE SUIS MIGRAINEUSE ?

Les migraines sont favorisées par les «chutes de rythme» (week-end, vacances, variations du cycle hormonal). Les femmes migraineuses ont souvent moins de migraines quand elles sont enceintes. Les contraceptions hormonales (pilules, implant) peuvent améliorer la situation... sauf au moment des règles quand les migraines sont déclenchées par celles-ci. On distingue deux cas :

- si les migraines apparaissent au moment des règles (donc, se déclenchent lors de la semaine d'arrêt de la pilule), la solution consiste à... **prendre la pilule en continu** (voir p. 69) ;
- si les migraines augmentent pendant la prise d'une **pilule combinée** (contenant des œstrogènes), *il faut absolument cesser la prise d'œstrogènes et recourir à une contraception sans œstrogène :* **pilule progestative, DIU, implant.** En effet, l'aggravation des migraines pendant la prise d'une pilule peut être annonciatrice d'un problème vasculaire cérébral grave...

... JE VAIS BIENTÔT ACCOUCHER (OU J'EN VIENS) ?

Après un accouchement, la meilleure contraception est celle... dont vous n'avez pas besoin de vous occuper, ou le moins possible. L'expérience montre qu'un **implant** ou un **DIU** sont les contraceptions les plus confortables (parce que non contraignantes) après une grossesse. Si vous n'avez jamais utilisé l'un ou l'autre, c'est le moment d'essayer.

... J'ALLAITE MON BÉBÉ ?

L'allaitement est contraceptif dans certaines conditions (voir p. 66), mais la prise d'une **pilule progestative microdosée** ou la pose d'un implant, dès le 21e jour qui suit l'accouchement, est une contraception excellente, compatible avec l'allaitement et sans danger pour le bébé. Un **DIU** (au cuivre ou hormonal) peut être posé quatre semaines après un accouchement (même après une césarienne). Les DIU n'interfèrent pas non plus avec l'allaitement. L'avantage du DIU et de l'implant est d'être déjà en place et efficaces quel que soit le moment où le bébé sera sevré. Les pilules combinées, en revanche, sont déconseillées pendant l'allaitement. Si vous préférez reprendre une pilule combinée une fois le bébé sevré, dans les jours qui suivent le sevrage, prenez-la à la place de la pilule progestative utilisée pendant l'allaitement.

Après un accouchement, la meilleure contraception est celle... dont vous n'avez pas besoin de vous occuper, ou le moins possible.

... JE N'ALLAITE PAS MON BÉBÉ ?

Dans ce cas, tout est possible. Les pilules combinées peuvent être commencées au 21e jour, et un implant posé également au 21e jour. Un DIU peut être posé à partir de 4 semaines.

Conseil: Que vous ayez ou non l'intention d'allaiter, faites-vous prescrire la contraception de votre choix (par exemple : pilule progestative + DIU ou implant ou pilule combinée) pendant votre grossesse (au 7e mois, par exemple), de manière à l'avoir à disposition dans les semaines qui suivront l'accouchement. Ainsi, vous pourrez prendre votre pilule au plus tôt (au 21e jour, ou après le sevrage) ou prendre rendez-vous pour la pose d'un DIU ou d'un implant, sans avoir à courir chez le médecin ou à la pharmacie.

... JE VEUX AVOIR UN AUTRE BÉBÉ TRÈS VITE : EST-CE QUE J'AI VRAIMENT BESOIN D'UNE CONTRACEPTION ?

Tout dépend du « très vite ». Le consensus international en ce domaine recommande un délai de deux ans entre deux grossesses, pour que la mère récupère et pour que le premier bébé ait le temps de se développer suffisamment. Vous pouvez évidemment vous en remettre aux méthodes naturelles ou aux préservatifs, mais leur efficacité est aléatoire. Si vous ne désirez pas être enceinte sans l'avoir planifié, et si vous ne voulez pas non plus vivre dans l'inquiétude permanente (ce qui n'est pas très favorable à une sexualité épanouie), rien n'empêche d'utiliser une contraception permanente. Dès que vous l'arrêterez, vous pourrez de nouveau être enceinte. Si vous redoutez de ne pas perdre le poids que vous avez pris pendant la grossesse, optez pour un **DIU au cuivre.**

... JE VIENS DE SUBIR UNE IVG ?

Une contraception par **pilule** (combinée ou progestative) ou par **implant** peut être commencée dès le lendemain de l'IVG (interruption volontaire de grossesse). Un **DIU** (au cuivre ou hormonal) peut être posé trois semaines après l'IVG.

... JE SUIS SOIGNÉE POUR L'ÉPILEPSIE ?

Comme les migraines, les crises d'épilepsie peuvent être déclenchées par les variations hormonales du cycle naturel. Prendre une contraception hormonale (**pilule progestative ou combinée en continu, implant**) peut donc avoir un effet bénéfique sur la fréquence des crises. En revanche, certains médicaments pour traiter l'épilepsie inactivent les hormones contraceptives : phénobarbital, phénytoïne (Dilantin), primidone (Mysoline), carbamazépine (Tégrétol), topiramate (Topamax). Si vous êtes traitée par l'un de ces médicaments, la contraception la plus appropriée est plutôt un **DIU,** au cuivre ou hormonal.

... JE FUME ?

Si vous avez plus de 35 ans ou fumez plus de 40 cigarettes par jour, mieux vaut éviter la pilule combinée (contenant un œstrogène), car le vieillissement naturel des vaisseaux + le tabac + l'œstrogène risquent de favoriser la formation de caillots dans vos veines (phlébite), et provoquer une embolie (obstruction d'un gros vaisseau du poumon ou du cerveau). Les **pilules progestatives, l'implant, les DIU**, en revanche, sont sans danger pour les femmes qui fument. Si vous avez moins de 35 ans, vous pouvez utiliser une pilule combinée. Mais si vous fumez beaucoup (de 20 à 40 cigarettes par jour), il faudra demander à votre médecin de vous prescrire une pilule très faiblement dosée en œstrogène.

Une femme de 40 ans qui ne fume pas et n'a jamais fumé peut choisir sa contraception comme une femme de 25 ans.

... J'AI PLUS DE 40 ANS ?

L'âge n'est pas, à lui seul, un obstacle à une contraception. Une femme sans antécédents particuliers, sans contre-indication et sans facteurs de risques vasculaires peut utiliser une **pilule combinée** (ou un anneau vaginal, ou un timbre) jusqu'à l'âge de 50 ans. Cependant, après 40 ans, les **pilules progestatives** sont tout aussi efficaces que les pilules combinées et n'ont pas leurs inconvénients ou dangers. De plus, il peut devenir lassant de prendre un comprimé tous les jours... et c'est là que les **DIU** et l'**implant** prennent tout leur intérêt. Bref, une femme de 40 ans qui ne fume pas et n'a jamais fumé peut choisir la contraception comme une femme de 25 ans... l'expérience en plus.

... JE ME DÉPLACE EN FAUTEUIL ROULANT ?

Si votre mobilité est réduite, **les œstrogènes sont contre-indiqués,** car l'immobilité (même relative) augmente le risque de phlébite des membres inférieurs ; de plus, cette phlébite peut passer inaperçue si la sensibilité des membres est également compromise. Toutes les autres méthodes sont utilisables. Mais préférez celles qui diminuent la fréquence et l'abondance des règles (DIU hormonal, surtout)...

... J'AI UN OU PLUSIEURS FIBROMES ?

Les fibromes sont des excroissances musculaires bénignes de l'utérus, qui peuvent atteindre une taille importante au fil des années. Ils sont de plus en plus rares, car les femmes qui prennent une contraception hormonale sont plus nombreuses, et si les œstrogènes « nourrissent » les fibromes, les progestatifs ont plutôt tendance à en limiter le développement. La principale complication des fibromes est les règles très abondantes, parfois hémorragiques. Le plus souvent, le traitement des fibromes repose sur les **progestatifs à visée thérapeutique,** qui sont également contraceptifs quand ils sont pris trois semaines par mois. Le **DIU hormonal** est aussi utilisé pour traiter les hémorragies dues aux fibromes de petite taille (si leur taille est trop importante et s'ils déforment la cavité de l'utérus, la pose d'un DIU peut s'avérer impossible).

... JE SOUFFRE D'ENDOMÉTRIOSE ?

L'endométriose est la présence d'endomètre (le tissu qui tapisse l'intérieur de l'utérus) *ailleurs* que dans l'utérus : dans les trompes, sur les ovaires, dans le péritoine («tablier» qui entoure l'intestin). Ce tissu s'épaissit au début du cycle, puis se détache au moment des règles, lorsque la circulation des hormones «chute» dans le sang. Mais alors que l'endomètre de l'utérus s'évacue sous forme de règles, l'endomètre localisé en d'autres sites ne peut pas s'évacuer et provoque non seulement des douleurs importantes, mais, en plus – s'il se trouve dans les trompes – peut les abîmer et entraîner une stérilité. Le traitement consiste à «amincir» cet endomètre en prenant des progestatifs de manière régulière, et en ne les arrêtant que lorsque la femme désire être enceinte. Selon la gravité de l'endométriose, le traitement peut être pris trois semaines par mois (comme une pilule combinée) ou en permanence si les règles restent douloureuses.

Les DIU ne «favorisent» pas les infections et peuvent donc parfaitement être utilisés par une femme diabétique.

Comme le traitement de l'endométriose repose sur les progestatifs, les méthodes contraceptives les plus appropriées sont celles qui en contiennent. Le choix de la méthode dépendra de la femme. Le plus logique est d'aller du plus «léger» au plus «lourd» : *1) pilule progestative microdosée ou DIU hormonal, 2) implant, 3) progestatifs utilisés en thérapeutique.*

... JE SUIS DIABÉTIQUE ?

Là encore, contrairement aux idées reçues, presque toutes les contraceptions sont utilisables au cours du diabète, que celui-ci soit bien ou mal équilibré et qu'il ait ou non provoqué des complications. Une femme diabétique **sans atteinte vasculaire** (en particulier des yeux ou des reins) peut utiliser **toutes les contraceptions,** y compris une pilule combinée. En présence de complications vasculaires du diabète, seuls les œstrogènes (et donc, les pilules combinées) sont interdits. En revanche, et contrairement à ce qu'on pensait il y a vingt ans, les DIU ne «favorisent» pas les infections. Ils peuvent donc parfaitement être utilisés par une femme diabétique.

... JE SUIS TRAITÉE POUR UNE TUBERCULOSE?

Une grossesse est déconseillée quand on a une tuberculose, et les antituberculeux sont susceptibles de provoquer des malformations fœtales. Or, certains médicaments antituberculeux inactivent les hormones contraceptives: rifabutine (Ansatipine), rifampicine (Rifadine, Rimactan). Si vous devez prendre ces médicaments, il vous faudra donc envisager pendant la durée de ces traitements (qui peuvent durer de 12 à 18 mois) une contraception par **DIU au cuivre ou hormonal,** qui garde toute son efficacité avec les antituberculeux. Toutes les autres méthodes risquent, en effet, d'être inefficaces.

... JE SUIS SÉROPOSITIVE AU VIH OU AU VIRUS DE L'HÉPATITE B (VHB)?

Bien entendu, dans ce cas, les préservatifs restent indispensables, non seulement pour protéger vos partenaires (car les deux maladies sont hautement transmissibles par les rapports sexuels), mais aussi pour vous protéger vous-même: quand on est séropositive au VIH ou au VHB, la survenue d'une autre IST peut être catastrophique. Néanmoins, les préservatifs ne sont pas entièrement sûrs et il est préférable d'utiliser aussi une contraception permanente. La plus confortable sera celle qui sera la moins contraignante et provoquera le moins d'effets indésirables. Les institutions internationales qui s'occupent de planification des naissances (l'Organisation mondiale de la santé, en particulier) s'accordent pour dire qu'un DIU est une contraception parfaitement acceptable pour une patiente séropositive qui ne présente aucun signe de maladie évolutive. Il est donc légitime d'opter pour un **DIU** (hormonal ou au cuivre). L'**implant** est également une méthode possible à condition de ne pas être traitée par certains antiviraux (ritonavir, nelfinavir, efavirenz, névirafine), susceptibles d'inactiver les hormones contraceptives.

... J'AI ÉTÉ (JE SUIS ENCORE) TRAITÉE POUR UN CANCER DU SEIN ?

La plupart des cancers du sein sont diagnostiqués à partir de 45 ans, mais un certain nombre de femmes traitées pour le cancer du sein sont susceptibles d'être enceintes. Les œstrogènes sont contre-indiqués, car ils peuvent stimuler le développement de certaines cellules cancéreuses. Si le cancer est encore en traitement, les progestatifs sont également déconseillés. La meilleure contraception est donc un **DIU au cuivre**. Une fois le traitement terminé, les progestatifs (pilule microdosée progestative, DIU hormonal) peuvent de nouveau être utilisés.

... JE NE SAIS PAS QUAND LA COMMENCER : QUAND SERA-T-ELLE EFFICACE ?

Le «dogme» qui consiste à la commencer le premier jour des règles est infondé. L'important est d'être protégée au plus tôt. Si vous avez eu vos règles dans la semaine qui précède la mise en route de la contraception, il n'y a pas de précaution supplémentaire à prendre. Mais il est également possible de commencer une contraception n'importe quand : *la seule condition préalable étant de vous assurer que vous n'êtes pas enceinte AVANT de la commencer.* Au moindre doute sur une éventuelle grossesse, faites un test le jour où vous commencez votre pilule, puis un autre 15 jours après. La prise de la pilule ne modifie pas les tests de grossesse.

La prise de la pilule ne modifie pas les tests de grossesse.

Vous avez choisi une pilule combinée : elle peut être commencée n'importe quand. Si vous êtes loin de vos règles, utilisez des préservatifs pendant les sept premiers jours de pilule combinée. Au bout de sept jours, l'ovulation sera endormie, et les préservatifs deviennent inutiles.

Vous avez choisi une pilule progestative microdosée ou un progestatif thérapeutique : l'effet recherché est d'abord l'effet « barrière », obtenu en épaississant les sécrétions du col de l'utérus. Il est obtenu en quelques heures. On peut donc commencer la contraception n'importe quel jour et prendre des précautions supplémentaires (préservatifs) pendant les 48 premières heures.

Vous avez choisi un implant : il peut être posé n'importe quand (*après avoir fait un test de grossesse pour vérifier que vous n'êtes pas enceinte*), il est efficace en 48 heures, comme toutes les contraceptions par progestatif.

Vous avez choisi un DIU au cuivre : il n'est pas du tout indispensable de le poser au moment des règles sous prétexte que « le col de l'utérus est plus ouvert » (comme l'affirment encore certains gynécologues). Un DIU au cuivre est une contraception d'urgence efficace jusqu'à 5 jours après la date théorique de l'ovulation (c'est-à-dire jusqu'au 19e jour du cycle). On peut donc le faire poser jusqu'à cette date, sans précaution particulière. Un DIU au cuivre est pleinement efficace dès le jour de la pose.

Vous avez choisi un DIU hormonal : il ne peut pas être utilisé comme contraception d'urgence. En théorie, donc, il doit être posé au plus tard le 7e jour qui suit les règles. En pratique, il peut être posé à n'importe quel moment, à condition d'utiliser des préservatifs (ou une pilule temporaire préalablement prescrite par votre médecin) jusqu'au jour de la pose et pendant les quatre jours suivants.

... J'UTILISE UNE PILULE ET J'AI DES MIGRAINES OU MAL AUX SEINS EN FIN DE CYCLE

C'est un effet secondaire lié aux œstrogènes. Demandez à votre médecin qu'il vous prescrive une pilule contenant le même progestatif, mais une dose moindre d'œstrogène. Si les migraines persistent, il faut absolument éviter toute pilule contenant des œstrogènes.

... J'UTILISE UNE PILULE ET J'AI DES BOUTONS / JE N'AI PLUS DE RÈGLES / JE SAIGNE PENDANT QUE JE LA PRENDS

C'est un effet secondaire lié aux progestatifs. Demandez à votre médecin une pilule à «climat œstrogénique» (voir p. 82).

... J'AI L'IMPRESSION QUE JE N'AI PLUS DE DÉSIR

Rien de plus fluctuant que le désir (la «libido», comme disent les psy). Pour beaucoup de femmes, la contraception accentue le désir, car elles se sentent libérées de la crainte d'une grossesse. D'autres disent que leur désir est en berne quand elles prennent la pilule ou portent un implant ou un DIU hormonal. Ce sentiment n'est pas nécessairement «psychologique»: si la contraception empêche l'ovulation en recréant l'état hormonal de la grossesse, elle peut aussi atténuer le désir: beaucoup de femmes disent avoir moins de désir lorsqu'elles sont enceintes! Si vous avez le sentiment que votre libido est en berne avec votre contraception actuelle, changez de méthode. Les DIU au cuivre ne contiennent aucune hormone...

... J'AI MAL AU VENTRE DEPUIS QU'ON M'A POSÉ MON DIU

1) Les douleurs ont commencé dès la pose du DIU et n'ont pas cessé depuis : il est très probable qu'elles sont dues à la pose elle-même. Le DIU a pu être mal posé ou peut être en voie d'expulsion. Consultez au plus tôt pour qu'on vérifie (visuellement et par échographie) qu'il est bien en place et, en attendant, prenez de l'ibuprofène (en vente libre, 200 mg toutes les 4 heures) pour calmer la douleur.

2) Les douleurs ont commencé longtemps après la pose du DIU : si elles ne sont pas rythmées par le cycle, ne s'accompagnent d'aucun autre symptôme (saignement, « pertes » ou écoulement vaginal inhabituels, fièvre) et, surtout, si les rapports sexuels ne sont pas douloureux, très vraisemblablement, ça n'a rien à voir avec le DIU. Consultez un médecin, mais qu'il ne se contente pas de vous faire un examen gynécologique en vous disant « je ne vois rien ». De nombreux organes peuvent être à l'origine de ces douleurs : l'intestin, la vessie et les voies urinaires, les grands muscles de la paroi abdominale, etc.

... J'AI DES RÈGLES ABONDANTES (OU DOULOUREUSES) DEPUIS QU'ON M'A POSÉ UN DIU AU CUIVRE

C'est un phénomène fréquent, surtout quand on a des règles peu abondantes et indolores pendant plusieurs années de prise de pilule combinée. La première chose à faire, la plus simple, est de prendre un anti-inflammatoire dès le début des saignements (ou des crampes qui les annoncent). L'ibuprofène (en vente libre, 200 mg toutes les 4 heures) est très efficace, si on en prend 4 ou 5 jours d'affilée au moment des règles. Cela suffit souvent à arranger le problème. Si les règles restent très abondantes et douloureuses, le mieux est d'opter pour un DIU hormonal.

... JE SAIGNE UN PEU, TOUT LE TEMPS, DEPUIS QU'ON M'A POSÉ MON DIU HORMONAL OU MON IMPLANT

C'est un effet secondaire fréquent, mais le plus souvent transitoire. La prise d'anti-inflammatoires (voir précédemment) peut suffire à réduire les saignements. S'ils persistent plus de deux mois, il vaut mieux consulter le médecin qui vous a posé le DIU ou l'implant.

... J'AI PRIS DU POIDS : EST-CE MA CONTRACEPTION ?

Si vous utilisez une contraception hormonale (pilule, implant, DIU Mirena), et si la prise de poids a été rapide et importante (plus de 5 kg en quelques mois), la contraception en est très probablement responsable (voir p. 41). Mais le DIU au cuivre n'est jamais responsable d'une prise de poids.

3 > J'UTILISE LA MÊME CONTRACEPTION DEPUIS LONGTEMPS ET...

... J'EN AI MARRE D'AVOIR DES RÈGLES

Vous avez plusieurs possibilités, selon la méthode utilisée :
- si vous prenez une pilule combinée, prenez-la en continu (sans se-maine d'arrêt) ; vous pouvez aussi opter pour une pilule proges-tative microdosée, un implant ou un DIU hormonal ;
- si vous portez un DIU au cuivre, demandez à un médecin qu'il le remplace par un DIU hormonal ou, éventuellement, par un im-plant.

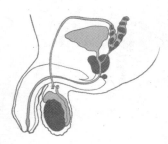

La vasectomie consiste à sectionner les déférents (tubes conduisant les spermatozoïdes des testicules à la prostate).

... J'EN AI MARRE D'UTILISER UNE CONTRACEPTION, ET D'AILLEURS JE NE VEUX PLUS ÊTRE ENCEINTE

La loi autorise *toute personne majeure qui en fait la demande à se faire stériliser.* La seule condition est un délai de réflexion. Il n'y a aucune condition d'âge, de nombre d'enfants ou de statut matrimonial. *La seule difficulté, en réalité, consiste à trouver un chirurgien qui veuille pratiquer l'intervention.* Bien souvent en effet, les médecins déclarent aux femmes (ou aux couples) qui font cette demande qu'ils sont « trop jeunes » ou qu'ils « pourraient le regretter » ou « que c'est irresponsable » ou « qu'ils n'ont pas encore assez d'enfants ». Ce à quoi on peut répondre simplement : *1)* la loi autorise ce geste ; *2)* un médecin n'a pas de jugement à porter sur les choix des patients qui le consultent ; *3)* il n'est pas nécessaire d'avoir l'autorisation d'un médecin pour décider d'être enceinte ou d'interrompre une grossesse. On ne voit pas en vertu de quoi les médecins devraient *donner l'autorisation de ne plus avoir d'enfant.*

La seule liberté dont dispose le médecin est de refuser de pratiquer l'intervention de stérilisation (on ne peut l'obliger à pratiquer un acte qui va à l'encontre de ses convictions), mais il DOIT diriger la personne ou le couple en demande vers des praticiens qui la feront.

À savoir toutefois :

- Toute intervention de stérilisation doit être considérée comme définitive : les réparations chirurgicales effectuées secondairement, le plus souvent, ne rétablissent pas complètement la fécondité, et entraînent parfois des complications (grossesses extra-utérines, en particulier).

- La **vasectomie** (stérilisation masculine) est moins agressive que la ligature des trompes. Cette dernière nécessite une hospitalisation de 48 heures et une anesthésie générale et peut avoir des suites

pénibles (douleurs abdominales); une vasectomie ne demande que deux heures et
se fait sous anesthésie locale.

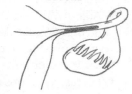

**DISPOSITIF DE STÉRILISATION
ESSURE**

- Avant l'âge de 35 ans, une ligature de
trompes est *moins efficace* qu'un DIU ou
un implant (ce sont des études de grande
envergure qui l'ont montré...). Des échecs de
ligature de trompes et des reperméabilisa-
tions spontanées sont en effet possibles. Le
mieux, avant 35 ans, serait donc peut-être
de choisir une autre méthode plus efficace.

Il est inséré par les voies naturelles
et placé dans les trompes.

- Les **ligatures de trompes** et les **méthodes
endoscopiques** sont pratiquées par les
chirurgiens gynécologues-obstétriciens,
les vasectomies par les urologues.

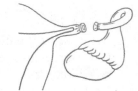

LIGATURE-SECTION DES TROMPES

Dans tous les cas, en attendant que
vous ayez choisi une méthode, vu un chirurgien et renouvelé votre demande après quatre
mois de réflexion, il vous faudra utiliser une
contraception...

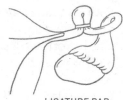

**LIGATURE PAR
«ANNEAU DE YOON»**

**... J'AI ARRÊTÉ MA CONTRACEPTION
ET JE NE SUIS TOUJOURS PAS ENCEINTE !**

Si vous êtes impatiente d'être enceinte après
l'arrêt de votre contraception, rappelez-vous
quelques notions de bon sens:

- La contraception ne rend pas stérile, elle
met la fertilité en sommeil. (Si la contraception rendait stérile, il n'y aurait jamais
de grossesse par oubli de pilule, ou de
grossesse avec un DIU...)

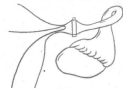

**LIGATURE PAR POSE D'AGRAFES
(*CLIPS*) SUR LA TROMPE**

- Tant qu'on n'a pas essayé d'être enceinte, il est impossible de savoir si on le sera facilement. Alors, si vous ne voulez pas être enceinte, mieux vaut utiliser une contraception. Vous ne risquez rien.
- Aujourd'hui, les femmes québécoises sont ménopausées vers 50 ans. Entre le début de la vie sexuelle (à l'âge de 17 ans en moyenne) et la fin de la fécondité, elles disposent de plus de 30 années pour avoir des enfants !
- Certes, la fécondité baisse avec l'âge, mais une femme de 35 ans est encore très féconde !
- Pour près de 90 % des couples, une grossesse débute au cours de l'année qui suit l'arrêt de la contraception. Mais quand on interrompt une contraception, toutes les grossesses ne surviennent donc pas le premier mois ! Alors, patience…
- Pour être enceinte après avoir arrêté une contraception, inutile de vous «contraindre» à des rapports sexuels quotidiens. Les spermatozoïdes vivent au moins 5 jours. Trois rapports sexuels par semaine suffisent…
- Pour être enceinte en toute quiétude, évitez les médicaments, les discussions sur la grossesse avec les (beaux-) parents, les médecins terroristes, les magazines alarmistes, les émissions télévisées où l'on parle de stérilité et tout ce qui est susceptible d'entamer votre moral.
- Et n'oubliez pas : **il y a moins de couples stériles que de couples pressés**.

ANNEXES

1 ▸ OÙ PEUT-ON SE FAIRE PRESCRIRE UNE CONTRACEPTION ?

Spontanément, la réponse à cette question est : « chez un médecin ». C'est en effet logique, mais la démographie médicale actuelle est telle qu'il n'est pas toujours facile d'obtenir un rendez-vous rapide avec un praticien (manque de disponibilité du médecin par surcharge de travail, réticence du médecin, tarifs prohibitifs dans le secteur privé, formation insuffisante des généralistes pour la contraception).

Au Québec, pour aider à choisir la meilleure contraception, les femmes peuvent consulter leur médecin de famille ou leur gynécologue, et plusieurs CLSC, écoles secondaires, cliniques d'ITS ont des infirmières qui peuvent également vous aider.

2 ▸ BIBLIOGRAPHIE ET WEBOGRAPHIE COMMENTÉES

Les informations données dans cet ouvrage ne sont pas issues de mon imagination. Vous pouvez en vérifier la validité en consultant les ouvrages, documents officiels et sites ci-après. Beaucoup de documents cités dans cette bibliographie peuvent être téléchargés. N'hésitez pas à en partager la lecture avec votre médecin.

OUVRAGES DE RÉFÉRENCE EN FRANÇAIS

SERFATY, D. et coll., *Contraception*, Paris, Masson, 2e édition, 2002. Un ouvrage destiné aux praticiens et aux étudiants en médecine.

WINCKLER, M., *Contraceptions mode d'emploi*, Le Diable Vauvert, 2e édition, 2003 ; J'ai Lu, 3e édition entièrement révisée, 2007.

OUVRAGES DE RÉFÉRENCE EN ANGLAIS

GUILLEBAUD, J., *Contraception – your questions answered*, 4ᵉ édition, Churchill Livingstone, Londres, 2004. La «bible» de la contraception en langue anglaise, rédigée par l'un des plus grands spécialistes mondiaux de la question.

GUILLEBAUD, J., *Contraception Today*, 4ᵉ édition, Martin Dunitz, Londres, 2000.

SPEROFF, L., DARNEY, PH., *A Clinical Guide for Contraception*, 3ᵉ édition, Lippincott Williams & Wilkins, Philadelphie, 2001.

SITES INTERNET D'INFORMATION SUR LA CONTRACEPTION

www.masexualite.ca : Le meilleur site *francophone* sur la sexualité et la contraception est indubitablement... «Ma Sexualité Canada»! Vous y trouverez les réponses à un nombre impressionnant de questions, rédigées dans un langage très clair, sans langue de bois. Il est dirigé par le Collège des obstétriciens et gynécologues du Canada.

http://www.sicsq.org : Site du Service d'information en contraception et sexualité du Québec (SICSQ), qui est très bien fait, lui aussi.

www.sante-net.net/sexualite.htm : Le portail de Santé-Net Québec recense un nombre respectable de liens vers des sites en français sur la sexualité et la contraception.

www.ppfc.ca : Site des fédérations de planification des naissances du Canada, en anglais, mais qui est très bien fait. On y trouve aussi, sur certains sujets, des informations en français.

www.ippf.org : site de l'International Planned Parenthood Federation (Fédération internationale des associations de contrôle des naissances). Vous pouvez y consulter le bulletin concernant l'**examen systématique des femmes avant prescription d'une contraception orale** (vol. 37, n° 1, février 2003) et celui concernant la **place du DIU dans la contraception** (vol. 37, n° 2, avril 2003).

www.who.int : Site de l'Organisation mondiale de la santé. Vous y téléchargerez les documents de référence «Une sélection de recommandations pratiques relatives à l'utilisation de méthodes contraceptives » (2ᵉ édition, 2005) et « Critères de recevabilité pour l'adoption et l'utilisation continue de méthodes contraceptives » (3ᵉ édition, 2005).

www.fhi.org : Site de Family Health International (FHI), ONG tournée vers les pays en développement, proposant de nombreux documents (en plusieurs langues, dont le français) sur « la planification familiale, la santé reproductive, la santé maternelle, les questions de parité des sexes, les maladies sexuellement transmissibles (MST), les infections de l'appareil reproducteur et la prévention et le traitement du VIH/SIDA ». FHI publie une excellente revue trimestrielle, *Network*, dans laquelle on retrouve des articles en français consultables en ligne.

www.jhuccp.org/pr/prf/fulltext.shtml : Site de *Population Reports*, revue publiée par l'université Johns Hopkins (Baltimore, États-Unis), qui propose des articles en langue française.

www.contraceptiononline.org : Site de *Contraception Online*, en anglais et très complet, qui publie *The Contraception Report*, excellente revue en ligne accessible gratuitement. Invitez votre médecin à s'y reporter pour se mettre à jour.

Enfin, **www.martinwinckler.com** : Site personnel de l'auteur de ce livre, qui comprend une rubrique « Contraception et gynécologie » très visitée et très riche en informations et en réponses à toutes sortes de questions.

3 ▸ INDEX

Les numéros de pages **en gras** renvoient à des schémas.

TABLE DES MATIÈRES

Achevé d'imprimer au Canada
sur papier Quebecor Enviro 100% recyclé
sur les presses de Quebecor World Saint-Romuald.

   BIO GAZ
ÉNERGIE

100%